Vegan ohne Hype:

Ein wissenschaftlicher Leitfaden der intuitiven, pflanzlichen Ernährung

Dr. Sebastian Steinemann

1. Auflage | Oktober 2019

Cover Foto von Laura Schröter
Lektorat: c/o Autoren.Services
Zerrespfad 9
53332 Bornheim

ISBN: 9781082166587

Bibliographische Informationen der Deutschen Nationalbibliothek
Die Deutsche Nationalbibliothek verzeichnet diese Publikation in der Deutschen Nationalbibliografie; detaillierte Daten sind im Internet abrufbar über https://dnb.de

INHALT

Vorwort

We first make our habits, then our habits make us.

John Dryden (1631-1700)

Dieses Buch ist für alle, die mehr Power durch eine intuitive, proteinreiche pflanzliche Ernährung wollen. Für alle, die leichter abnehmen, aufbauen oder sich nachhaltig wohlfühlen wollen.

Dieses Buch inspiriert, motiviert und dient dir als praktisches Werkzeug. Es inspiriert, indem es Dir klar macht, wie einfach du deine eigene Ernährung umgestalten kannst. Du wirst motiviert durch Einblicke in eine neue Welt voller Sättigung, Wohlbefinden und Gesundheit. Und es kann dein alltägliches Werkzeug sein, das Dir hilft, ein Stückchen mehr so zu leben, wie es deiner wahren Natur entspricht.

Du hast sicher schon gehört oder am eigenen Leib erfahren, dass Routinen eine große Macht und Auswirkung auf unser Leben haben. Wir werden durch sie geformt und verändert, so mächtig sind sie. Stelle dir einfach mal vor, du setzt jeden Tag Routinen um, die du dir aktiv ausgesucht hast und die dir Spaß machen oder dich inspirieren. Was, glaubst du, wäre das Ergebnis, wenn du eine Entscheidung triffst und diese Routine vier Wochen durchziehst? Ich nenne dir drei Beispiele:

1. Du möchtest fitter werden, besser aussehen, und entscheidest dich für 15 Minuten Rudern jeden Tag. Nach zwei Tagen bist du fertig (körperlich und mental). Nach einer Woche bemerkst du Verbesserungen beim Rudern. Nach einem Monat siehst du im Spiegel anders aus und obwohl du drei Stockwerke zügig nach oben gehst, bleiben Atemfrequenz und Herzschlag im Normalbereich;

2. Du merkst, dass du ständig abschweifst während des Versuchs, dich auf eine Sache zu konzentrieren und entscheidest dich für 10 Minuten Achtsamkeit jeden Tag. Nach zwei Tagen bist du verzweifelt (dir kommt es so vor, als ob du niemals Herr deiner abertausenden Gedanken und Gefühle wirst). Nach einer Woche bemerkst du Fortschritte während der Übung. Nach einem Monat hast du dein Sitzfleisch verdoppelt und obwohl dein Smartphone wegen Nachrichten bimmelt und du auf eine wichtige E-mail wartest, ruht dein Fokus auf dem Text eines Artikels;

3. Du möchtest deine Wohlfühlernährung finden, etwas Fett abbauen, Muskeln erhalten und weniger tierische Produkte konsumieren. Deshalb entscheidest du dich für die pflanzliche, proteinreiche Wohlfühlernährung und ernährst dich intuitiv und gesund. Nach zwei Tagen bist du verunsichert (du fragst dich, ob dieser Autor seriös ist und warum es länger dauert als gedacht). Nach einer Woche bemerkst du Fortschritte bei deinem Befinden und gehst intuitiver an die Ernährung ran. Nach einem Monat schaust du in den Spiegel und bist fasziniert, dass dieser Weg tatsächlich funktioniert. Und obwohl du dachtest, es braucht eine spezielle Low Carb High Fat Diät, 800 Kalorien weniger jeden Tag und tierische Produkte für solch einen Erfolg, fühlst du dich pudelwohl angekommen und verinnerlichst deine intuitive und autoregulierte Ernährung noch weiter.

Der letzte Absatz ist vielleicht etwas überspitzt und stellt nur ein Szenario dar, aber doch ein realistisches. Du selbst hast es in der Hand und kannst durch kleine, alltägliche Anpassungen Großes erreichen.

Ob eine Tätigkeit, Praxis oder Gewohnheit Nutzen bringt, hängt von äußeren und von inneren Faktoren ab - und nicht zuletzt vom Kopf. Doch um überhaupt herauszufinden was du brauchst, musst du anfangen, auszuprobieren. Dich umspülen mit den Wellen der Möglichkeiten. Um dann letztlich auf der Welle zu reiten, die dich kraftvoll und galant bis ans gewünschte Ziel trägt.

Dieses Vorwort ist eine Huldigung deiner Selbstbestimmtheit und der Kraft, die in Dir wohnt. Bestimme, wie die Form aussehen soll und forme dich bewusst, wie der Töpfer sein Meisterwerk. Mit diesem Buch findest du deine Wunschform in Bezug auf deinen Körper und deine Ernährung. Es hilft Dir, Ernährungsroutinen zu schaffen, mit welchen du dich Schritt für Schritt dieser Wunschform näher bringst, bis du diese Verwandlung vollzogen hast. So wie das mit der Raupe und dem Schmetterling (du siehst nicht aus wie eine Raupe!).

Du musst das Buch nicht bis ins Detail umsetzen und dich in Muster und Regeln zwängen, die keinen Spaß machen. Du musst nicht hungern, leiden oder Kalorien zählen (und dabei den Großteil des Tages an der Milligramm-genauen Küchenwaage hängen). Und du musst auch nicht deine große Leidenschaft aufgeben oder deinem Partner sagen, dass ihr euch zukünftig nur noch zweimal die Woche abends für den Gutenachtkuss sehen könnt, weil du den halben Tag damit verbringst, deinen Ernährungplan auszutüfteln.

Du orientierst dich zwar anhand klarer Richtlinien, die du individuell für dich verinnerlichst und nutzt, um durchzustarten zu einem besseren Lebensgefühl. Diese Richtlinien sind pflanzliche Handlungsweisen, die am ehesten gesund und munter machen und deine Gesundheit erhalten. Aber den wichtigsten Part spielt deine Intuition, deine eigene Autoregulation, mit der du diese klaren Richtlinien spielerisch und lustvoll umsetzt.

Ich zeige Dir, wie gut das ohne Fleisch, Milch und Eier möglich ist. Und mit einer optimierten, rein pflanzlichen Proteinzufuhr. Wie du ohne viel Aufwand und mit gutem Gewissen etwas für Gesundheit und Körper tun kannst.

Ich habe das Buch in drei Teile gegliedert. Die drei Teile sind so angeordnet, dass du am meisten davon hast, wenn du sie am Stück liest. So hast du alle relevanten Informationen und den Rückenwind, wenn es an den nächsten Schritt geht. Das Tolle am Aufbau des Buches ist aber: Jeder der drei Teile funktioniert auch für sich alleine!

- Wenn du nur an der Praxis interessiert bist und erst später in die Hintergründe und den Sinn lesen möchtest, kein Problem- Ab zu Kapitel 3;
- Wenn du dich erstmal für das pflanzliche Protein und seine nützliche Wirkung für dich konzentrieren möchtest, auch super- Leg los mit Kapitel 2;
- Wenn du einfach mal wieder Motivation brauchst, deine Ernährung anzugehen, wissen möchtest warum intuitiv genau dein Weg sein kann und warum die heute vorherrschende Ernährung nicht der heilige Gral für ein langes und gesundes Leben ist- dann beginne gleich bei Kapitel 1.

Im ersten Kapitel zeige ich Dir auf, wie groß der Einfluss der Ernährung auf dich selbst ist. Und wie wichtig und richtig es ist, dass du trotz aller Programme und Pläne, die da draußen herumschwirren, auf dich selbst hörst und deine intuitive Ernährung findest. Du erfährst, welche gesundheitlichen Folgen eine Ernährung basierend auf tierischen Produkten mit sich bringt. Und ich zeige Dir, was unsere westliche Ernährung mit Dir macht und was du deiner Gesundheit im Gegensatz dazu mit pflanzlicher Ernährung Gutes tun kannst.

Im **zweiten Kapitel** erfährst du alles über die Power des pflanzlichen Proteins. Du erfährst, welches riesige Potential das pflanzliche Protein für dich und deine Ernährung hat. Anschließend nimmst du mit, wie deine optimale Proteinversorgung innerhalb der pflanzlichen Ernährungsweise aussieht. Und darüber hinaus, wie genau du diese Ernährung intuitiv lebst, wenn du deine Wohlfühlernährung suchst, abnehmen oder über Muskelaufbau zunehmen möchtest. Nebenbei wirst du immer wieder feststellen, wie einfach, sinnvoll und intuitiv es sein kann, tierisches durch pflanzliches Protein auszutauschen.

Im **dritten Kapitel** geht es an die Umsetzung! Ich offenbare dir die Methode der pflanzlichen Protein-Power für deine Wohlfühlernährung und gebe dir einen Lebensmittel-Pool und genaue, praxisrelevante Anleitungen und Tipps mit auf den Weg. Sehr anschaulich wird es, wenn wir gemeinsam eine Mahlzeit nach dem Prinzip der Methode entwerfen.

Wie im zweiten Kapitel gibt es alle Anleitungen und Tipps nicht nur für die nachhaltige Wohlfühlernährung, sondern auch für den Fall, dass du mit diesem Weg gezielt aufbauen oder abnehmen möchtest.

Die Informationen in diesem Buch basieren auf meinen eigenen Erfahrungen und neuesten, wissenschaftlichen Erkenntnissen. Ich habe meine Erfahrungen sozusagen mit wissenschaftlicher Literatur abgeglichen und erweitert. Für alle Facts in diesem Buch findest du einen Vermerk an der betreffenden Stelle im Text. Dieser Vermerk führt dich zum Quellenverzeichnis im Anhang.

Auf Basis meiner persönlichen Erfahrungen und wissenschaftlicher Quellen, habe ich die Methode der pflanzlichen Protein-Power zusammengestellt. Hier zeige ich Dir zum Abschluss kurz und bündig, welche Chancen diese Wohlfühlernährung für dich bereithält. Mit dieser Ernährung kannst du:

- deine Proteinversorgung optimieren;
- Muskelgewebe aufbauen oder halten;
- Körperfett reduzieren oder weniger schnell ansetzen;
- deine Körperkomposition (dein Spiegelbild) zum positiven verändern;
- feststellen, dass Fleisch und Milch keine notwendigen Bestandteile einer solchen Ernährung sind;
- dich straffen und kräftigen;
- eine zeitlich und finanziell flexible Ernährung erlangen;
- dich optimal mit allen Nährstoffen versorgen;
- dein Wohlbefinden durch diese optimale Versorgung deines Körpers und speziell deiner Verdauungsorgane maximieren;
- alles essen was du begehrst;
- eine intuitive Ernährung für dich finden, die genau aus diesem Grund nachhaltig und gesund ist.

Ich habe meine ganze Energie in dieses Buch gesteckt, um dir die Chance zu eröffnen, diesen bewährten Weg zu gehen. Nutze diese Chance und transformiere deine Ernährung und damit dein Leben mit Hilfe der pflanzlichen Protein-Power.

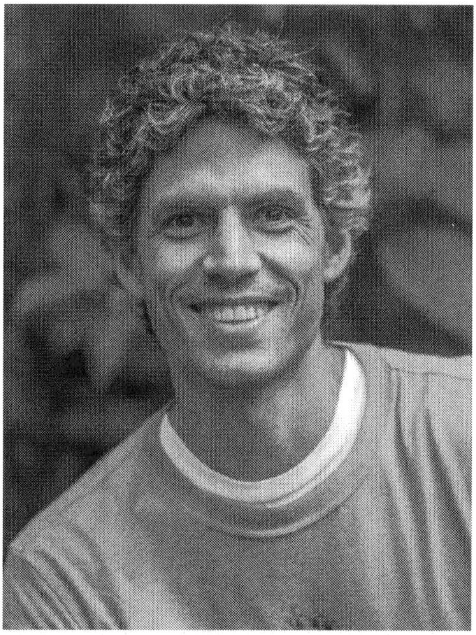

Deine Ernährung: Fluch oder Segen?

Intuitiv ist am besten für dich!

„Absorb what is useful,

discard what is not,

add what is uniquely your own"

-Bruce Lee-

Keine Sorge! Ich bin keiner dieser unzähligen Diät- oder Abnehmgurus, die irgendeine strenge, abgegrenzte Ernährungsform als überlegen und das einzig Wahre propagieren. Die Methode der pflanzlichen Protein-Power ist so ausgelegt, dass sie auf dein persönliches, individuelles Wohlbefinden abzielt.

Und das soll funktionieren, individuell und optimal gleichzeitig?

Na, und ob! Jeder Mensch hat individuelle Neigungen, Vorlieben und auch Voraussetzungen. Das kennst du aus deinem Leben und das zeigt auch die Wissenschaft in den letzten Jahren immer deutlicher [1–4]. Um dich wohl zu fühlen und gesund und leistungsfähig zu sein, benötigst du wahrscheinlich eine anders zusammengesetzte Ernährung als die Person neben dir [5]. Diese Idee kommt aus verschiedenen Bereichen und die ältesten darunter sind die Lehren des Ayurveda oder der traditionellen chinesischen Medizin.

Das wichtige Take-away ist: Spürst du die Individualität, die in dir wohnt?

Du kommst zuerst

Alles andere als eine individuelle, persönlich abgestimmte Ernährung, um optimal gesund und leistungsfähig zu sein, sind Vereinfachungen, die der Unwissenheit oder einer gewissen Praktikabilität geschuldet sind. Kohlenhydrate sind schlecht; Früchte sind ungesund, weil sie zu viel Zucker enthalten; Fett ist gut. Das sind einseitige Aussagen, die heutzutage dogmatisch verwendet werden.

Natürlich sollte es auch einen Rahmen geben, in welchem sich alles abspielt. Dieser zeigt dir, was empfehlenswert und nicht bedenklich ist. Und genau diesen Rahmen bekommst du mit der Methode der pflanzlichen Protein-Power. Trotzdem bleibt dir die Freiheit, dich innerhalb dieses Rahmens nach deinen Vorlieben und Bedürfnissen zu bewegen.

Der Arztbesuch kann ein gutes Beispiel für die erzwungene Vereinfachung der Komplexität sein. Du gehst hin und willst dein Heilmittel. Aber sehr viele Faktoren beeinflussen sich gegenseitig und es ist nahezu unmöglich, immer eine vorgefertigte Lösung parat zu haben. Darum bekommst du die Auswahl: Operation oder Physiotherapie. Mehr gibt es nicht. Obwohl das Problem mit etwas mehr Fingerspitzengefühl wahrscheinlich zu lösen wäre! Das ist der Rahmen, der dir präsentiert wird, der deiner Individualität aber nicht gerecht wird.

Hier ein klassisches Beispiel aus der Ernährung: Schwarzer Kaffee auf leeren Magen soll ja die Fettverbrennung fördern. Dazu gibt es gesicherte Erkenntnisse (Rahmen) [6]. Wenn du dich selbst dabei aber hundeelend fühlst (deine Individualität), dann verzichtest du dankend auf diesen potentiellen Effekt und vielleicht auch auf eine zukünftige Magenschleimhautentzündung. Der Körper ist ein komplexes System mit vielen eingebauten Sensoren und Warnblinkern. **Nutze deine eigenen Sinne, die dir gegeben wurden, um dich mit deiner Ernährung gut zu fühlen und gesund zu bleiben.**

Intuition und Autoregulation tun dir gut!

Wenn es darum geht, deine Wohlfühlernährung zu finden, dann geht es auch darum, dir nichts zu verbieten und auf deinen Körper zu hören. Es geht darum, frei zu sein und Spaß zu haben. Eine natürliche Ernährung pendelt sich im Optimum ein. Intuitive Gelüste und Appetit sind ein gutes Zeichen und sollen wahrgenommen werden! Deine Autoregulation signalisiert Dir Sättigung und schenkt dir Befriedigung.

Allerdings funktioniert diese Autoregulation nur gut, wenn du mit naturbelassener und unverarbeiteter Nahrung lebst. Sobald du viele verarbeitete oder„künstliche" Lebensmittel verzehrst, kann das deine naturgegebene Autoregulation durcheinander bringen. Ein typisches Beispiel sind stark verarbeitete Kohlenhydrate [7], die Einfluss auf deinen Insulin-Haushalt nehmen [8] und so zu regelrechten Heißhunger-Attacken führen können.

Es ist wichtig, deiner Autoregulation zu vertrauen - aber auch zu wissen, was du brauchst, damit diese auch richtig funktioniert. Egal wie du dich im Moment ernährst, ob du viele Convenience Produkte aus dem Supermarkt oder viele tierische Produkte konsumierst: Du kannst deine natürlichen Mechanismen jederzeit wieder durchstarten. Schon kleine Schritte hin zu weniger verarbeiteten Lebensmitteln und pflanzlichen, vollwertigen Lebensmitteln bewirken Wunder [9].

Wenn du dann Lust auf einen süßen Snack hast, dann gehe dem nach. Das heißt nicht automatisch etwas Schlechtes. Manchmal geht es einfach um das Handwerkszeug, sprich Lust, Kreativität und Ideen. Es gibt hunderte Snacks, die gesund sind und trotzdem deinen süßen Zahn bedienen.

Natürlich gibt es mindestens genauso viele hochverarbeitete Snacks aus dem Supermarkt, deren Nährstoffe verpufft sind, wie der Genie aus der Wunderlampe nach Erfüllung deines Wunsches. Aber selbst wenn du die Lampe reibst und Supermarkt-Genie zur Erfüllung deines Wunsches bequemst, geht die Welt nicht unter. **Es geht um dich und darum, dass du dich gut fühlst und alles, worauf du Lust hast, auch genießt**.

Aus eigener Erfahrung kann ich dir dennoch sagen: Wenn du auf dein Wohlgefühl achtest und wie es dir geht, dann bist du schneller als du denkst wieder bei natürlichen, pflanzlichen Lebensmitteln.

Mit Intuition und Autoregulation wollen wir zusammen die eigene Unabhängigkeit von theoretischen Maßzahlen wie Kalorien, Makronährstoffen oder Kilos auf der Anzeige erreichen und verstärken. Es geht um Wohlfühlen und deine eigene Mitte. Dazu musst du nach innen schauen und nicht Zahlen hinterher jagen. So schaffst du es, eine Ernährung zu etablieren, die Spaß macht. Eine Ernährung, die du als nährend und Wohltat empfindest, nicht als Belohnung oder Druck.

Und bitte verstehe das nicht falsch: Es ist nichts dabei, wenn du aus Neugierde oder Wissensdrang auf die Waage stehst, dir die Kalorien oder Inhaltsstoffe von Lebensmitteln ansiehst oder dich intensiver mit den Nährstoffen einer gesunden Ernährung auseinandersetzt. Das ist sogar nützlich, um ein Gefühl für die Materie zu bekommen, Lebensmittel kennen zu lernen oder spezielle Ziele zu verfolgen [10]. Dabei kommt es allerdings auf etwas Entscheidendes an: auf dein Mindset, deine Einstellung.

Auch ich benutze einen Tracking Ring und eine App oder rechne mir Nährstoffe von verschiedenen Lebensmittelkombinationen aus. Das tue ich aus Neugierde und mit praktischer Intention. Ich tue das auch, um mich selbst besser kennenzulernen und dadurch mehr nach mir selbst leben zu können.

Du kannst eine App oder einen Tracker haben, mitsamt der Daten, Kalorienzahlen und Nährstoffwerte - und dich blind darauf verlassen. Die Statistik wird zu deinem Leben und verbaut dir Spontanität, den Draht zu dir selbst und wird im schlimmsten Fall zu einer Sucht.

Oder du nutzt App, Tracker und Daten um ein Fenster mehr zu haben, durch das du dich neutral beobachten kannst. Durch welches du lernst, was dir gut tut und was funktioniert. Oder was eben nicht funktioniert. Auf diese Weise kannst du zusätzlich über dich lernen, ohne befangen zu werden. Entfernst du nun deine App, den Tracker oder die Daten, so sollte dir das erlernte Wissen über dich bleiben. Und du kannst es spielerisch weiternutzen.

Es gibt offensichtliche Gefahren dabei, diese Technik intensiv zu nutzen. Genau wie täglich auf die Waage zu steigen oder jedes einzelne Lebensmittel abzuwiegen. Solange du das aber bewusst tust und deinen unabhängigen Geist und dein Gespür für dich selbst behältst, wird dadurch in erster Linie etwas Gutes entstehen.

Wie sollst du selbst also an die Sache ran gehen? Ganz einfach: Höre auf deinen Bauch! Und lebe dich mithilfe der pflanzlichen Protein-Power voll aus.

Das ist eine Erinnerung und ein Aufruf an deine individuellen Bedürfnisse. Um nicht zu vergessen, dass es zwischen all den Wirrungen und Ratschlägen immer noch um dich geht, um dein individuelles Wohlbefinden und dein persönliches Glück. Und nicht um die reine Pflege von Ernährungsweisheiten.

Zusammenfassung

- Durch ein komplexes Zusammenspiel deiner Gene und deiner Erfahrungen bist du einzigartig;
- Das bedeutet, keine allgemein vorgeschriebene Ernährungsform kann deinen Bedürfnissen bis ins Detail gerecht werden;
- Mit Intuition oder Autoregulation hast du einen natürlichen Mechanismus, der dir zeigt, was du wirklich brauchst;
- Die pflanzliche Protein-Power gibt dir einen fließenden Rahmen, in welchem du deine Intuition und Autoregulation frei ausleben kannst;

Deine Ernährung ist der Schlüssel zu deiner Gesundheit

„Das Schicksal der Völker wird von der Art ihrer Ernährung bestimmt [...]. Sage mir, was du isst, und ich sage dir, wer du bist"

-Jean Anthelme Brillat-Savarin-

Vielleicht fragst du dich, ob es überhaupt Sinn macht, Aufwand zu betreiben und Energie zu investieren, um deine Ernährung zu steuern. Fragen wie: Und für was das Ganze? Wie kann das, was ich esse überhaupt einen Einfluss auf das alles haben? Darauf, wie ich im Spiegel aussehe? Wie kann so etwas wie Nahrung Einfluss auf meine Gefühle und mein Glück haben? Das meiste ist doch sowieso von den Genen bestimmt und vorgegeben, wieso soll ich mir dann noch Gedanken machen?

Es ist, wie so oft, nicht alles schwarz oder weiß. Ein paar Proteinshakes verwandeln dich sicher nicht im Handumdrehen in Hulk, und eine fettige Fertigmahlzeit besiegelt nicht dein dunkles Schicksal. Und klar, wenn du nicht die Gene dazu hast, dann wirst du niemals so aussehen wie Arnold Schwarzenegger. Dennoch hat die Ernährung mehr zu melden, als manch einer glauben mag.

Ernährung übertrumpft die Gene

Wenn du den Einfluss von Ernährung und Genen vergleichst, liegt der längere Hebel häufig auf Seiten der Ernährung. Um genau zu sein, fängt die Wirkung der Ernährung auf dich und dein Leben schon vor deiner Geburt an. Schon bevor du das Licht der Welt erblickt hast, nahm deine Mutter mit ihrer Ernährung Einfluss auf dich und deinen Werdegang [11]. Die Balance der Nahrungsbestandteile während der Schwangerschaft prägte deine Größe und dein Gewicht [12].

Ein erhöhter Proteinkonsum deiner Mutter in der frühen Schwangerschaft könnte dir zu einem größeren Geburtsgewicht verholfen haben [13].

So haben auch viele andere Bestandteile der Ernährung der Mutter einen großen Einfluss auf das Leben und die Gesundheit des Kindes [14].

Die Verbindung von Körpergröße und früher Ernährung ist sogar stark genug, um heute anhand deiner Größe Rückschlüsse auf die Ernährung während deiner frühen Kindheit zu ziehen. Die Schweden nutzten Aufzeichnungen über Körpergröße aus Kriegsarchiven, um festzustellen, wie gut oder schlecht die Menschen zum damaligen Zeitpunkt versorgt waren [15]. Auch die moderne westliche Ernährung, mit ihrem großen Anteil an tierischen Lebensmitteln und wachstumsfördernden Nahrungsbestandteilen, hat einen positiven Einfluss auf die Körpergröße [16–18].

Ernährung nimmt auch Einfluss auf deine mentale und psychische Leistungsfähigkeit [19]. Sehr viele Nährstoffe spielen von Beginn an eine Rolle bei der Ausbildung, der Entwicklung und der Leistungsfähigkeit deines Gehirns [20]. Du brauchst auch jetzt, gerade während du liest, verschiedenste Vitamine und Mineralstoffe, die dein Gehirn und dein Nervensystem entwickeln und gesund halten [21]. Fehlen dir bestimmte Stoffe, entstehen Krankheiten und der Mangel beeinträchtigt deine kognitive Leistungsfähigkeit. Bekommst du gewisse Stoffe zu viel, ein häufigeres Problem und Ursache vieler Probleme in unserer Gesellschaft, kann das zum Beispiel zu Demenz oder Alzheimer führen [22,23]. Eine (frühe,) ungeeignete Ernährung kann also tatsächlich verantwortlich für (späteres,) schlechtes Erinnerungsvermögen, notorisch schlechte Konzentrationsfähigkeit oder sogenannte Alterskrankheiten sein [24].

Aus den Bereichen Fitness, Sport oder Diäten kennst du vielleicht diesen Satz: Unterm Strich ist es egal, wie die Makros (Makronährstoffe sind Kohlenhydrate, Protein und Fett) aufgeteilt sind, es kommt nur auf die enthaltenen Kalorien an. Das würde heißen, es macht keinen Unterschied, ob du fast 3,5 kg Kartoffeln, fast 350 g Walnüsse oder eine ausgewogene Ernährung wählst, um deinen Tagesbedarf an Kalorien (hier 2500 kcal) zu decken. Ich glaube, schon das Bauchweh macht einen großen Unterschied.

Aber mal ernsthaft, diese Behauptung, ob es nun um langfristige Gesundheit, Abnehmen oder Muskelaufbau geht, ist nur die halbe Wahrheit und nicht ganz richtig.

Es kommt eben doch auf die Zusammensetzung der Makronährstoffe Fett, Kohlenhydrat und Protein an [25–29]. Und ebenso darauf, welche Nährstoffe in der Lebensmittel-Matrix sind, also die ganzen anderen Bestandteile des aufgenommenen Lebensmittels [30]. Sonst könntest du jetzt das Buch zuschlagen und 3,5 kg Kartoffeln kaufen gehen.

Ob du willst oder nicht: Mit deiner Ernährung schaltest du deine Gene an oder aus

Ernährung und Gene wirken nicht nur für sich alleine, sondern beide beeinflussen sich gegenseitig [31]. Deine Ernährung verändert in gewisser Weise sogar deine Gene [32]. Die Zusammensetzung der Ernährung beeinflusst die Art, wie deine Gene alltäglich von deinem Körper genutzt werden. Sie prägt das, was daraus resultiert - ob gut oder schlecht für dich [33].

Man kann es fast mit einem Computerspiel vergleichen: Die Ernährung ist der Spieler und deine Gene sind der Controller. Der Spieler, den du einsetzt, drückt die Knöpfe des Controllers und gewinnt oder verliert. Mit deiner Ernährung steuerst du, wie deine dir gegebenen Gene eingesetzt und „ausgespielt“ werden. Je nachdem, was du isst, „gewinnst oder verlierst“ du. Dieser Prozess begleitet dich bereits seit du im Bauch deiner Mutter herangewachsen bist, bewusst oder unbewusst [34,35]. Es kommt also durchaus auf deine dir gegebenen Gene an, doch entscheidend ist, wie du sie mit deiner Ernährung ausspielst.

Im einfachen, praktischen Fall kann eine Person die genetische Veranlagung zur Laktose-Intoleranz haben (Controller), eine andere Person aber nicht [36]. Wenn beide nun einen Liter Milch trinken (Spieler), so wird die erste Person die Konsequenzen der gegenseitigen Beeinflussung von Gen und Ernährung, in Form von Bauchschmerzen und Flatulenzen, ertragen müssen (schlecht ausgespielt). Die zweite Person hingegen hat keine unmittelbaren Probleme damit (gut ausgespielt). Und doch haben beide die gleiche Nahrung zu sich genommen.

Damit lernst du auch einen weiteren Grund für deine Individualität kennen und warum es Sinn macht, wenn du auf dich selbst hörst und nicht blind allgemeingültigen Weisheiten vertraust.

Die Ernährung, die du für dich wählst, hat einen gewichtigen Einfluss auf dein Leben. Oft wird Ernährung zur Nebensache - gerade in der heutigen Zeit. Sie muss schnell gehen und einfach funktionieren. Am besten im vorbeigehen à la Fast Food und ohne viel gedanklichen Aufwand. Und das ist weitestgehend auch möglich. Nur sollte die Wahl der Nahrung in erster Linie bewusst und mit Bedacht erfolgen. Und nicht hauptsächlich inspiriert werden von Heißhunger, Duft des Imbissstandes oder Werbeverführung.

Wir im Westen essen ungesund

Eine weitere Möglichkeit, die Macht der Ernährung zu verstehen, ist der Vergleich von Kulturen. Es gibt Aufsehen erregende Studien mit traditionell lebenden Völkern, die eindrucksvoll demonstrieren, welche Kraft die Ernährung besitzt.

In vielen Teilen der Erde herrschten bis ins 20. Jahrhundert hinein traditionelle Verhältnisse vor - die Ernährung eingeschlossen. Darum gibt es einige Studien aus dieser Zeit, in welcher die Lebensweise von manchen Völkern noch ursprünglicher war. Es bot sich die Chance, das Vorkommen von Krankheiten bei dieser traditionellen Lebensweise mit dem Vorkommen von Krankheiten bei einer moderneren „westlichen" Lebensweise zu vergleichen [37–39].

Diese Untersuchungen deckten auf: **Erkrankungen wie Bluthochdruck, Schlaganfall, Herzinfarkt, Diabetes Typ 2, Adipositas oder bestimmte Krebsarten kamen bei traditioneller Lebensweise kaum vor [40–43].** Die traditionelle Lebensweise war geprägt von viel Bewegung und einer hauptsächlich pflanzenbasierten Kost [44]. **Darum wissen wir: Diese Krankheitsbilder werden von unserer westlichen Lebensweise gefördert [45].**

Nun könntest du auch einen positiven Einfluss der Gene der traditionellen Völker auf deren Gesundheit vermuten.

Also Gen-Ausprägungen, die westliche Völker einfach nicht haben. Interessanterweise verschwanden die gesundheitlichen Vorteile aber, sobald Menschen aus traditionellen Verhältnissen in den Westen zogen und nach und nach die dortige Lebensweise übernahmen [42,46]. Ein Vorteil durch die Gene kann so nicht komplett ausgeschlossen werden, die Umwelt scheint aber einen gewichtigen Einfluss zu haben, denn die Gene haben die Umgesiedelten konsequenterweise mitgenommen. Die Umwelt allerdings hat sich verändert! Deshalb muss die Umwelt mitsamt Ernährung und Lebensweise verantwortlich für das neue Auftreten der westlichen Zivilisationskrankheiten sein.

Mittlerweile gleichen sich die Unterschiede im Auftreten dieser Zivilisationskrankheiten zwischen traditionellen Regionen und Europa immer mehr an. Der Grund ist eine zunehmende „Verwestlichung“ nicht nur von Wirtschaft und Kultur, sondern auch der ursprünglichen Ernährung. Das heißt die Ernährung wandelt sich von vollwertig, ballaststoff-, gemüse- und obstreich zu einer Kost, die tierische Lebensmittel betont. Mit vielen gesättigten Fetten, tierischem Protein und raffinierten Kohlenhydraten und Zucker [47] - willkommen in der modernen westlichen Ernährung.

Sorge für deinen Darm und dein Darm sorgt für dich

Im Spannungsfeld Ernährung erhebt auch die Darmflora, also die Gesamtheit aller Mikroorganismen in deinem Darm, immer mehr Anspruch auf Anerkennung. Denn deine Ernährung beeinflusst die Zusammensetzung und den Stoffwechsel deiner Darmflora, während deine Darmflora die Verwertung der von dir aufgenommenen Nahrung beeinflusst - zu deinem Vor- oder Nachteil [48].

Du bist im Grunde, so hat sich das im Laufe der Evolution zum Vorteil der Menschen und der Mikroorganismen (wie Bakterien) ergeben, der Wirt für diese Lebewesen in dir [49]. Und damit bist du auch verantwortlich für das Wohl des Gastes.

Passt alles und tust du dem Gast über die Nahrung etwas Gutes, so wirst du reichlich mit „Trinkgeld", zum Beispiel einem gestärkten Immunsystem, entlohnt [50,51].

Kommst du deinem Job allerdings nur mangelhaft nach und versorgst die Gäste nicht angemessen (zum Beispiel zu wenige Ballaststoffe), fühlen die sich nicht mehr willkommen und machen ihrem Unmut Luft. Lockst du zusätzlich durch unangemessene Kost, wie zu viel tierische und verarbeitete Produkte, sogar zwielichtige Gestalten an (wie ungünstige Bakterien), dann hat das unter Umständen negative Auswirkungen auf dein Wohl [52–54]. Und die zwielichtigen Gestalten fangen an sich daneben zu benehmen, was sich in Flatulenzen bis hin zu Autoimmunerkrankungen [55] äußern kann. Gleichzeitig fehlen die guten Gäste, die den zwielichtigen Gestalten mit Courage Einhalt gebieten würden [56].

Es gibt tatsächlich Zusammenhänge zwischen Veränderungen der mikrobiellen Zusammensetzung im Darm und dem metabolischen Syndrom [57]. Das metabolische Syndrom ist ein Begriff für das Zusammentreffen von erhöhter Insulinresistenz, viel Bauchfett, der Störung des Fettstoffwechsels und Bluthochdruck. Und somit ist es heute neben dem Rauchen der fundamentale Risikofaktor für Atherosklerose. Doch damit nicht genug: **Die Darmflora beeinflusst sogar deinen mentalen Zustand!**

Es gibt einige konkrete Berichte über den Zusammenhang zwischen Veränderungen der Darmflora und psychologischen Zuständen [58,59]. Erste Beobachtungen stammen aus dem frühen 19. und 20. Jahrhundert. Ein Armeearzt beschrieb den Zusammenhang zwischen Stimmung des Patienten und Funktion seiner Verdauung [60]. Das ist für dich und mich auch nichts Neues, denn du hast wahrscheinlich auch schon den Zusammenhang zwischen Stress, Aufregung oder Anspannung und Verdauung erfahren.

Dass dieser Zusammenhang von Darm und Psyche aber auch andersherum funktioniert, also von unten nach oben, und bis hin zu Erkrankungen wie Depression reicht, war bis vor kurzem noch schwer vorstellbar.

Wissenschaftler und Experten werden in Zukunft mit Nachdruck versuchen, bestimmte Ernährungsmuster und Lebensmittel zu finden, die die Darmflora so beeinflussen, damit diese wiederum der körperlichen und geistigen Gesundheit zuträglich ist.

Doch schon heute hast du das Wissen um viele wichtige Nahrungsbestandteile und Nährstoffe, die du nutzen kannst, um die Darmflora über die Nahrung zu pflegen.

Im Grunde macht es also immer Sinn für dich, egal um welches Problem oder Ziel es geht, auf die Ernährung zu schauen. Denn je mehr wir mit der Zeit wissen, desto eher wird das alte Mantra des deutschen Philosophen Ludwig Feuerbach bestätigt: Du bist was du isst, durch und durch.

Zusammenfassung

- Beim Vergleich von Ernährung und Genen hängt der Großteil deiner Gesundheit, deines Befindens und deiner Leistung von deiner Ernährung ab, nur der kleinere Teil von deinen Genen;
- Schon über die Ernährung deiner Mutter hast du diese Einflüsse in dein Leben mitbekommen;
- Deine Ernährung steht in Wechselwirkung mit deinen Genen. Je nachdem, wie du dich ernährst, so spielst du deine dir gegebenen Gene aus, die für Krankheit oder Gesundheit sorgen;
- Beim Vergleich mit Lebensweisen anderer Völker wird klar: Die moderne, westliche Ernährung ist verantwortlich für Zivilisationskrankheiten und das metabolische Syndrom;
- Dein Darm ist die Basis für deine mentale und körperliche Gesundheit;
- Mit deiner Ernährung kannst du großen Einfluss auf dein persönliches Schicksal nehmen.

Sind tierische Produkte ungesund?

„Excessive animal protein is at the core of many chronic diseases"

-T. Colin Campbell-

Ich will das hier einmal anhand eines anschaulichen Beispiels für dich verdeutlichen. In diesem Beispiel packe ich die durchschnittliche Ernährung vieler Menschen, die moderne westliche Ernährung, die auch als „Westliche Standard Diät" bezeichnet wird, in einen einzigen Tag [61,62]. Natürlich hat die Ernährung eines einzigen Tages keinen langfristigen Einfluss auf die Gesundheit, aber es ist praktisch, um dir den Effekt einer langfristigen Ernährung dieser Art klarzumachen.

Das Frühstück im Beispiel könnte Spiegelei mit Speck und Toast sein. Oder, falls es eher etwas Süßes sein soll, Brot oder Brötchen mit Butter und Marmelade. Zum Mittagessen gibt es in der Kantine ein paniertes Schnitzel im Brötchen. Oder falls etwas mehr Zeit für das Essen investiert wird, ein Gulasch vom Schwein mit Nudeln oder Spätzle, dazu vielleicht einen kleinen, gemischten Salat. Abends gibt es Wurstbrot mit kaltem Aufschnitt und ein paar Scheibchen Gurke. Zum Nachtisch gefällt ein Joghurt mit Fruchtstückchen. In den Zwischenmahlzeiten gibt es Kaffees mit Milch, ein Stückchen Vollmilchschokolade und auch mal einen Apfel oder Banane. Ab und zu wird zu einem Softdrink wie der Cola oder einem Saft wie Multivitaminsaft gegriffen.

Erkennst du diese Art der Ernährung in deinem oder dem Alltag von Bekannten wieder?

Nähern wir uns dem Plan erst einmal über die einzelnen Nährstoffe an:

- **Alle drei Mahlzeiten enthalten einen ordentlichen Anteil an gesättigten, tierischen Fetten (Speck, Ei, Gulasch, Schnitzel, Aufschnitt);**
- **Auch tierisches Protein ist reichlich vorhanden (Speck, Ei, Schnitzel, Gulasch, Aufschnitt, Joghurt);**
- **Zusätzlich enthält jede Mahlzeit verarbeitete, raffinierte Kohlenhydrate (Toast, Brötchen, Spätzle, Brot);**
- **Die Zwischenmahlzeiten Schokolade, Softdrink und Saft enthalten meist ordentlich raffinierten Zucker;**
- **Verarbeitete Fleischprodukte wie Speck, Wurst, Schnitzel und oft auch Kantinenessen wie das Gulasch enthalten relativ viel Natrium, durch Salz oder Konservierungsmittel (Natriumnitrat oder Nitritpökelsalz).**

Soweit zur Habenseite. Vermissen lässt diese Ernährung hauptsächlich Gemüse und Obst. Auch an generell unverarbeiteten Lebensmitteln mangelt es. An Nahrungsbestandteilen fehlen zum Beispiel Ballaststoffe (viel in Obst, Gemüse, Getreide, Hülsenfrüchten), Vitamin C (viel in Obst und Gemüse) oder sekundäre Pflanzenstoffe wie Flavonoide oder Carotenoide (auch viel in Obst und Gemüse).

Wie hört sich das bis hierhin für dich an? Es sieht wohl nicht sonderbar gesund aus, aber ist diese Ernährung wirklich ungesund? Sie enthält immerhin Eier, viel oft als hochwertig bezeichnetes, tierisches Protein, nahrhaftes Brot, Saft aus Früchten, einen Salat und auch ein Stück Obst.

Drastisch ausgedrückt ist diese Art der Ernährung kombiniert mit etwas zu viel von allem der Schlüssel zu den sogenannten Zivilisationskrankheiten [63,64]. Sie schafft beste Voraussetzungen für ein kurzes Leben, das durch verschiedenartige Erkrankungen zusätzlich erschwert wird [65,66].

Bist du schockiert? Und fragst dich, ob das wirklich sein kann? Und warum das so ist? Warum eine Ernährung, die in unserem Land schon so alltäglich und normal geworden ist, solche Konsequenzen haben soll? Kann ich verstehen, das geht mir immer noch genau so.

Diese Ernährung verwirrt deine Autoregulation

Was genau löst also diese moderne, westliche Ernährung aus und warum ist sie so ungesund? Einer der Schlüsselvorgänge im Körper um die Nahrungsaufnahme ist die Ausschüttung von Insulin, also die Abgabe von Insulin durch die Bauchspeicheldrüse in den Blutstrom. Insulin kennst du als Hormon, welches ausgeschüttet wird, um den Blutzucker nach dem Essen aus dem Blut und in die Zellen zu schaffen. Wenn man in diesem Zusammenhang auf die Lebensmittel schaut, dann unterscheidet man Lebensmittel, die entweder zu einer hohen oder zu einer weniger hohen Insulinausschüttung führen.

Im oben gezeigten Ernährungsplan werden zu allen drei Hauptmahlzeiten schnell verfügbare Kohlenhydrate (verarbeitete Kohlenhydrate wie Weißmehl oder Haushaltszucker) konsumiert. Schnell heißt, die Kohlenhydrate fluten ohne viel Verdauungsaufwand nach kurzer Zeit ins Blut und lassen den Blutzuckerspiegel rasch ansteigen [67]. Dadurch veranlasst der Körper die Ausschüttung von Insulin. Und dazu noch eine sehr heftige. Denn beides, tierisches Protein oder verarbeitete Kohlenhydrate, veranlassen eine starke Insulinausschüttung. **Werden beide Nahrungsbestandteile zusammen aufgenommen (Toast mit Speck und Ei, Spätzle mit Gulasch, Brot mit Wurst), führt das zu einer umso stärkeren Insulinausschüttung** [68,69]. Eine wahre Flutwelle von Insulin rast durch die Blutbahnen.

Der heftige Anstieg von Insulin im Blut führt zu genauso schnellem Abtransport von Zucker und Protein aus dem Blut in die Zellen [70]. Das können zum Beispiel Muskelzellen sein, in welchen Zucker als Energielieferant und Protein als Baustein dient [71].

Das ist gut und auch so gewollt. So wird dein Körper versorgt. Weil alles sehr rasch und mit großen Konzentrationsspitzen des Insulins geschieht, befindet sich allerdings schon kurz nach der Mahlzeit sehr viel weniger Zucker und Protein im Blut [72,73]. Die Flutwelle an Insulin hat diese Nährstoffe auf einen Schub aus dem Blut entfernt.

Die Konsequenz ist: Durch den übermäßig starken Abfall von Zucker im Blut reagiert der Körper mit der Aussendung von Botenstoffen, die dir erneut Appetit oder Hunger signalisieren [74]! Denn wenn wenige Nährstoffe wie Protein und Zucker im Blut sind, muss der Körper natürlich für Nachschub sorgen. Die Folge: Deine Autoregulation kommt durcheinander und funktioniert nicht mehr richtig [70,73]. Denn eigentlich hast du gerade gegessen und solltest dich satt, wohlig und befriedigt fühlen. Aber genau das Gegenteil ist der Fall.

...das macht dich schließlich krank

Werden die obigen Mahlzeiten oft wiederholt, ist die Folge: ein stetig hohes Level an Insulin im Blut und eine steigende Insulinresistenz [75]. Zusätzlich fehlen Ballaststoffe, sekundäre Pflanzenstoffe und die Nahrung enthält zu viel Salz. Durch das ständige Überangebot von Insulin brauchen deine Zellen immer mehr Insulin, um die ankommenden Wellen aus Zucker und Proteinen auch aufzunehmen [76]. Insulinresistenz und chronisch erhöhte Insulinspiegel sind beides entscheidende Vorstufen von Krankheiten wie Diabetes oder Herz-Kreislauf-Erkrankungen [71,77].

Mit dieser Art der modernen, westlichen Ernährung werden sehr viele Krankheitsbilder in Verbindung gebracht. Darunter befinden sich das metabolische Syndrom, Fettleber, Diabetes Typ 2, Herzinfarkt, Schlaganfall, Atherosklerose, Demenz, Alzheimer, Autoimmunerkrankungen, Adipositas oder verschiedene Krebsarten wie Darm-, Brust- oder Prostatakrebs [9,64,78].

Die gesamte Ernährung besteht natürlich aus mehr Bestandteilen als nur tierischen, die einen Einfluss auf unsere Gesundheit haben können.

Auch andere Faktoren wie Bewegung oder Umweltbelastungen spielen eine Rolle [78–80]. Was aber speziell tierische Lebensmittel mit unseren Zivilisationskrankheiten am Hut haben, fasse ich hier kurz zusammen:

- Protein aus Milch und Fleisch führt zu einer starken und schnellen Ausschüttung von Insulin [81–84]. Zu viel Insulin wirkt stark wachstumsfördernd, führt zur Verfettung und ist beteiligt an der Entwicklung verschiedener Erkrankungen wie Krebs [85,86];

- Gesättigte Fette aus Milch und Fleisch können eine Insulinresistenz verursachen [87]. Das wiederum führt zu noch mehr Ausschüttung von Insulin, Fettstoffwechselstörungen und Herz-Kreislauf-Erkrankungen [88]. Eine starke Zunahme von Bauchfett und Leberverfettung stehen ebenfalls damit in Verbindung [89,90]. Die starke Insulinausschüttung belastet die Bauchspeicheldrüse und kann letztlich zu Diabetes führen [91];

- Tierisches Protein enthält ein höheres Verhältnis der Aminosäure Methionin zu Cystein [92]. Methionin und bestimmte Abbauprodukte belasten den Körper und tragen zur Entstehung von degenerativen Erkrankungen wie Alzheimer, Demenz oder Atherosklerose bei. Tierisches Protein belastet Nieren und Leber [93], denn bei der Verarbeitung im Körper entsteht besonders viel giftiges Ammoniak [94]. Im Darm wird so eine unvorteilhafte Flora gefördert, die entzündungsfördernd wirkt;

- Milch enthält neben gesättigten Fetten einen Cocktail aus wachstumsfördernden Botenstoffen, die im Körper das Wachstum von eigenen Zellen, aber auch Krebszellen anregen [95,96]. Sie erhöht zum Beispiel das Risiko für Prostatakrebs [97].

Tierisches Fett, tierisches Protein, einfache Kohlenhydrate, Zucker und Bewegungsmangel sind die fünf wichtigsten Faktoren für die Zivilisationskrankheiten [98]. Alle spielen zusammen und vereinen sich gefährlich oft in unserer westlichen Lebensweise.

Fällt einer dieser Faktoren weg, zum Beispiel weil die Person jeden Tag körperlich schwer arbeiten muss (viel Bewegung), werden die negativen Folgen abgeschwächt. Schuld an den Zivilisationskrankheiten sind also nicht ausschließlich tierische Lebensmittel. Diese spielen oft aber eine entscheidende Rolle, wie du auch an den nachfolgenden Beispielen sehen kannst.

Low Carb mit tierischen Lebensmitteln ist schlecht für die Gesundheit

Was zuviel tierische Lebensmittel ausrichten können, möchte ich hier anhand der populären Low Carb Ernährung zeigen. Die Low Carb Ernährungsform (wenig Kohlenhydrate, viel Protein und Fett) wurde mehrere Jahrzehnte lang ausführlich untersucht. Daher wissen wir heute: Low Carb mit Schwerpunkt auf tierischen Lebensmitteln zeigt kurzfristig vielleicht gewisse Erfolge, wie zum Beispiel Gewichtsverlust, ist auf lange Sicht aber schlecht für die Gesundheit.

Wird eine Low Carb Ernährung basierend auf tierischen Lebensmitteln durchgeführt, so erhöht sie das Risiko, an einer Herz-Kreislauf-Erkrankung zu sterben [99,100], als auch die Gesamtsterblichkeit [101,102]. Eine Low Carb Ernährung auf pflanzlicher Basis, bei der Pflanzenkost der Hauptlieferant für Protein und Fett ist, vermindert diese Risiken dagegen [103,104].

Warum scheint Low Carb dann bei vielen zu funktionieren? Für diese Frage macht es Sinn zu differenzieren. **Kurzfristige Erfolge beim Abnehmen sind nicht das Gleiche wie langfristige Gesundheit!** Der Grund für den initialen Erfolg von Low Carb auf der Waage ist meist ein ausgeprägter Verlust von Wasser, denn Kohlenhydrate liegen mit Wasser verbunden in der Muskulatur vor [105]. Weil nur noch sehr wenige Kohlenhydrate gegessen werden, verschwindet das Wasser im Laufe der ersten Tage oder Wochen Low Carb mitsamt den dann weniger konsumierten Kohlenhydraten aus der Muskulatur. Der Körper speichert ungefähr 500 bis 700 g Kohlenhydrate in Form von Glykogen in Muskeln und Leber.

Jedes Gramm Glykogen bindet 3 g Wasser - demzufolge sind das ungefähr 2 kg weniger auf der Waage, sobald der Körper den eigenen Kohlenhydratspeicher aufgebraucht hat [105].

Ein Grund für eine kurzfristige Verbesserung der Blutwerte bei Low Carb kann das Weglassen einfacher, verarbeiteter Kohlenhydrate sein - und ganz besonders der Verzicht auf Zucker [106]. Bei der Zusammensetzung der modernen, westlichen Ernährung bedeuten weniger Kohlenhydrate meist deutlich weniger raffinierte und verarbeitete Kohlenhydrate. Denn in Deutschland zum Beispiel kommen knapp die Hälfte der Kohlenhydrat-Kalorien aus schnellen oder verarbeiteten Kohlenhydraten [61]! Weniger Zucker und verarbeitete Kohlenhydrate können die Blutwerte verbessern [106]. Wenn diese Kohlenhydrate allerdings durch tierische Produkte ersetzt werden, kann Low Carb zum Bumerang werden.

Aber die Steinzeitmenschen!?

Auch wenn sich ganze Ernährungsphilosophien darauf gründen, so zeigt die Geschichte: **Unverarbeitet und tierisch ist nicht gleich gesund!** Völker, die ursprünglich leben, aber einen Großteil ihrer Energie aus tierischen Lebensmitteln beziehen, sind oder waren nachweislich nicht sehr gesund. Ironischerweise wird genau diesen oft eine herausragende Gesundheit zugesprochen. Eben weil ihre Ernährung zu großen Teilen von tierischen Lebensmitteln wie Fisch, Fleisch und Milch abhängt.

Das trifft auf die Inuit in Kanada zu, die sich zu großen Teilen von Fischprotein und Fischfett ernähren [107,108]. Im Gegensatz zu populären Ansichten haben die Inuit eine übermäßig erhöhte Sterblichkeit durch Schlaganfall, eine doppelt so hohe Sterblichkeit wie andere Völker und eine ungefähr 10 Jahre kürzere Lebenserwartung als die Dänen [109–112]. Eine gewisse Mythenbildung trifft ebenfalls auf die Massai in Afrika zu, die hauptsächlich von Milch, Blut und Fleisch ihrer Rinder leben. Die Massai weisen zwar niedrige Cholesterinwerte durch viel Bewegung auf, denn sie gehen bis zu 30 km am Tag. Dennoch zeigten sich in Autopsien atherosklerotische Veränderungen von Herzarterie und Aorta [113]. Die Ernährung führte also sehr wohl zu gesundheitlichen Nachteilen, die jedoch durch ausgeprägte Bewegung kontrolliert werden konnten.

Das trifft sogar auf den Ötzi zu, der sich wohl am ehesten nach der oft beworbenen, steinzeitlichen Ernährung versorgte und zudem viel in Bewegung war. Er hatte keinen Zugang zu raffinierten Kohlenhydraten und verspeiste gejagtes Wild.

Da der 45-jährige Steinzeitmensch gründlich untersucht wurde, weiß man aber: Er hatte einen hohen Cholesterinwert und verstopfte Blutgefäße [114].

Alle diese Völker leben oder lebten einen traditionellen Lebensstil, der einen hohen Konsum von tierischen Produkten gemeinsam hat. Trotz Bewegung und Mangel an verarbeiteten Lebensmitteln zeigt die Gesundheit dieser Menschen die negativen Konsequenzen einer tierreichen Ernährung auf.

Faktoren aus der Umwelt als auch genetisch bedingte Faktoren spielen eine Rolle für die Gesundheit und den Einfluss, den die Ernährung auf die Gesundheit hat (siehe Fitness der Massai und Ötzi, der wohl eine erbliche Vorbelastung für Atherosklerose hatte). Darum ist eine absolute Zuweisung von Risiken meist nur mit Vorsicht möglich. **Durch jahrzehntelange Forschung zeichnet sich dennoch ein immer deutlicheres Bild ab: Dieses lässt darauf schließen, dass ein übermäßiger Konsum von tierischen Produkten, wie es in der heutigen westlichen Gesellschaft der Fall ist, nachteilig für die Gesundheit des Menschen ist**.

Ohne Tierhaltung geht es nicht nur den Tieren besser

Antibiotika werden in der Tierhaltung eingesetzt, um das Wachstum zu erhöhen und bakterielle Infektionen gering zu halten [115]. Das ist besonders wichtig in künstlichen Umgebungen wie Massentierhaltungsanlagen, wo tausende Tiere auf engstem Raum aufeinander gedrängt leben.

Der Einsatz von Antibiotika wird aber auch kritisiert, denn er führt zu Resistenzen von Bakterien [116].

Das bedeutet, dass Bakterien nicht mehr auf das Antibiotikum ansprechen. Wir Menschen aber sind abhängig von der Wirksamkeit von Antibiotika.

Wenn diese nicht mehr wirken, sind wir schnell wieder bei Zuständen wie im Mittelalter und heute eigentlich einfach zu bekämpfende Krankheiten bereiten uns einen Todeskampf.

Praktisch werden sehr selten Antibiotika-Rückstände im Fleisch gefunden. Die Gefahr ist aber, dass Fleisch schon resistent gewordene Keime zu dir bringt und du dich damit infizierst [117]. Schon 2011 zeigte die Hälfte aller Proben aus fünf US Städten Verunreinigungen mit der antibiotikaresistenten Bakterienart Staphylococcus aureus (MRSA) [117]. Diese Keime (Bakterien) können sich im Körper ansiedeln (du bist der Wirt) und die beim Tier erworbene Antibiotikaresistenz an Artgenossen weitergeben [115]. Wenn es blöd läuft, sind diese Artgenossen Krankheitserreger, die deine Gesundheit dann nachhaltig gefährden.

Bakterien haben es einfacher als wir Menschen, denn sie können ihr Erbgut über mehrere Wege weitergeben. Sie haben die Fähigkeit, Erbinformationen asexuell, also nicht nur in die nächste Generation sondern von Individuum zu Individuum weiterzureichen [118]. **So wie wir ein Buch oder eine CD weitergeben, um Informationen auszutauschen, können Bakterien ihre Gene weitergeben. Gene, die unter Umständen die Information über eine Antiobiotikaresistenz enthalten**.

Durch die Weitergabe von MRSA wurden im Jahr 2017 alleine in den USA 20.000 Todesfälle verursacht [119]. Falls ungefährliche Bakterien resistent sind, muss das kein Nachteil sein. Durch die Weitergabe einer Resistenz von vorteilhaften Bakterien an ihre schädlichen Artgenossen kann das aber zum Problem werden.

Auch andere Stoffe, die dem Tier verabreicht werden, können beim Menschen Nebenwirkungen entfalten [120]. Unter anderem Verbindungen, die potentiell krebserregend sind [121].

Nachteilige Effekte, die offiziell bei der Überschreitung von Einnahme-Grenzwerten eintreten können, sind unter anderem Allergien, Anomalien bei Blutbestandteilen wie weiße Blutkörperchen, erhöhte Wahrscheinlichkeit für Krebs und toxische Effekte auf Herz und Blutgefäße [121–123].

Bestimmte Einrichtungen - in der EU ist es die Europäische Arzneimittel Agentur - setzen Grenzwerte oder Toleranzen für solche Verbindungen fest. Der Begriff Toleranz bedeutet, dass man einen bestimmten Gehalt toleriert, sprich: Es ist in Ordnung, wenn Menge X im Fleisch enthalten ist. Diese Toleranzwerte werden oft über Tierversuche bestimmt.

Zur Toleranzbildung wird genau die Konzentration verwendet, die beim Test an den Tieren so gerade eben keinen negativen Effekt mehr auf den Organismus zeigt. Diese Menge wird dann multipliziert mit Sicherheitsfaktoren zwischen 1 und 10 für die Übertragung von Tier auf Mensch (könnte ja etwas anders wirken) und nochmals mit Faktor 1 bis 10, weil es natürlich immer auf den einzelnen in einer Population ankommt (jeder ist anders) [122].

Diese Maximalmengen werden dann mit dem durchschnittlichen Konsum eines bestimmten Lebensmittels verknüpft, hier zum Beispiel Muskelfleisch vom Rind. Daraus ergeben sich dann im Endeffekt die maximal tolerierbaren Stoffmengen, die enthalten sein dürfen (bei einem durchschnittlichen Konsum von X Gramm je Mensch und Tag). Du siehst, es wird zwar viel „Sicherheitsfaktor" benutzt, trotzdem basiert die ganze Rechnung auf Annahmen und Schätzungen. Das ist vor allem bezogen auf längere Zeiten der Einnahme alles andere als sicher [123].

Aus diesem Blickwinkel bringt der Konsum von tierischen Produkten eine weitere Problematik für deine Gesundheit mit sich: **Deine Gesundheit ist nicht nur abhängig von den tierischen Bestandteilen im Lebensmittel, sondern auch davon, wie das Tier gehalten wurde und welche künstlichen Stoffe letztlich im Lebensmittel enthalten sind** [124].

Wenn du aus diesem und anderen Gründen an einer pflanzlichen Ernährung interessiert bist, dann stellt sich dir vielleicht die Frage, ob du dich mit pflanzlichem Protein genauso gut versorgen kannst wie mit tierischem. Im folgenden Abschnitt nach der Zusammenfassung gehen wir den ersten Schritt und ich zeige dir, warum es besser ist, wenn du dich mit pflanzlichem Protein versorgst und welche beeindruckenden Folgen das für dich haben kann.

Zusammenfassung

- Der Konsum tierischer Lebensmittel wie Fleisch und Milch wird mit einer Vielzahl von gesundheitlichen Beeinträchtigungen in Verbindung gebracht;
- Die Pandemie der Zivilisationskrankheiten wird zum Teil durch tierische Produkte verursacht, die billig und energiereich sind;
- Die Weltgesundheitsorganisation (WHO) klassifiziert verarbeitetes rotes Fleisch wie Wurst oder Speck als Klasse 1 karzinogen: krebserregend für Menschen;
- Unverarbeitetes rotes Fleisch (Rind und Schwein) rangiert in Klasse 2A: wahrscheinlich krebserregend für Menschen;
- Die Massentierhaltung begünstigt Seuchen wie BSE, Maul- und Klauen-Seuche, Vogelgrippe, Schweinepest oder Antibiotikaresistenzen bei Bakterienstämmen.

Deine große Chance - Pflanzlich proteinreich

„Nothing will benefit health (...) as much as the evolution to a vegetarian diet"

-Albert Einstein-

Durch eine pflanzliche Ernährung reich an Ballaststoffen, Mineralien und Antioxidantien, also das Gegenstück unserer modernen westlichen Ernährung, schaffst du die perfekten Voraussetzungen, dich jeden Tag satt und wohl in deiner Haut zu fühlen. Du bist optimal mit Nährstoffen versorgt und deine naturgegebene Autoregulation funktioniert und verleiht jedem deiner Tage eine liebenswerte Qualität.

Zu diesem immensen Vorteil gesellt sich mit diesem Buch die Power von pflanzlichem Protein! **Wo tierisches Protein „versagt" und ein Risiko für deine Gesundheit, Tiere und Umwelt darstellt, da floriert das pflanzliche Gegenstück.** Pflanzliches Protein ist mit positivem Nutzen für deine Gesundheit gekoppelt, insbesondere im Vergleich mit tierischem. Aber sieh selbst:

- Tierisches Protein wird stets als hochwertigeres und besseres Protein dargestellt. Tatsächlich ist es aber so, dass nur pflanzliches Protein langfristig vorteilhaft ist [125,126]. Ein Beispiel sind Hülsenfrüchte. Menschen, die ihren Proteinbedarf hauptsächlich mit diesen decken, leben überdurchschnittlich lange und gesund [127,128]. Im Gegensatz zu Menschen, die ihren Proteinbedarf hauptsächlich aus tierischen Quellen decken [129–131];

- Der lebensverlängernde Effekt von reduzierter Energiezufuhr wird oft an den langlebigen Menschen der Kriegsgeneration veranschaulicht. Weniger tierisches Protein zu konsumieren kann genauso wirkungsvoll für die Verlängerung des Lebens sein, wie die Reduzierung der mit der Nahrung zugeführten Energie [132–134];

- Tierisches Protein, zum Beispiel aus der Milch, wirkt stark auf die Ausschüttung von Insulin und anderer Wachstumsfaktoren (z.Bsp. IGF-1) [130]. Diese Botenstoffe unterstützen die Zellteilung und Vermehrung von guten [83], aber auch von schlechten Zellen, wie bei der Entwicklung von Krebs [87,95,131]. Pflanzliches Protein aus Weizen oder Soja dagegen senkt die Ausschüttung und das Vorkommen dieser kritischen Wachstumsstimulatoren [130];

- Überall wo viel Milch getrunken wird, ist das Prostatakrebsrisiko erhöht [135–137]. Ein Hormoncocktail mit vielen Östrogenen sowie auch die oben genannten Wachstumsstimulatoren in der Kuhmilch sind wahrscheinlich dafür verantwortlich. Weizen- und Sojaprotein zeigen diesen krebserregenden Effekt dagegen nicht. Im Gegenteil: Männer, die viel Sojamilch trinken, können ihr Risiko für Prostatakrebs extrem senken (um 70 %) [138–140];

- Tierische Proteine können die Cholesterinwerte erhöhen (Gesamt und LDL) [41,141]. Pflanzliche Proteine wirken neutral oder senken das Cholesterin [142,143];

- Tierisches Protein kann das Risiko für eine Erkrankung mit Diabetes mehr als verdoppeln [144,145]. Pflanzliches Protein zeigt keine solche Verbindung mit Diabetes. Im Gegenteil, es steigert die Insulinsensitivität [146], kann das Risiko für Diabetes senken und wird zur Therapie von Diabetes empfohlen [100,126,145];

- Tierisches Protein begünstigt die Entstehung von Säuren und giftigen Stoffwechselprodukten im Körper [92,147,148]. Diese Folgen des tierischen Proteins müssen die Nieren und die Leber geradebiegen [149,150]. Darum werden sie durch tierisches Protein stark belastet. Eine weitere Folge tierischen Proteins für den Körper ist die Förderung von entzündlichen Prozessen, was zu Autoimmunerkrankungen oder Allergien führen kann;

- Eine hohe Einnahme von tierischem Protein ist mit einer Gewichtszunahme verbunden. Die Einnahme von pflanzlichem Protein führt zu keiner Gewichtszunahme [151];

- Das Auftreten von Herz-Kreislauf-Erkrankungen und die damit verbundene Sterblichkeit kann durch den Austausch von tierischem durch pflanzliches Protein reduziert werden [152,153]. Auch die Gesamtsterblichkeit kann durch mehr pflanzliches Protein vermindert werden [154];

- Im Gegensatz zu tierischem Protein ist pflanzliches Protein zur Vorbeugung des metabolischen Syndroms geeignet [155].

Egal wo du herkommst, du profitierst von der Methode der pflanzlichen Protein-Power

Protein aus pflanzlichen Quellen hat dem tierischen Pendant einiges voraus. Gewappnet mit Intuition, Autoregulation und dem Bewusstsein, dass es wichtig ist, wo das Protein herkommt, möchte ich dich mitnehmen in das nächste Kapitel. Denn dort entfessle ich die ganze Power von pflanzlichem Protein für dich:

- Das wird dir helfen, dein Wohlfühlgewicht zu erlangen und zu halten und gleichzeitig die nachteiligen Effekte von tierischen Produkten auf die Umwelt und deine Gesundheit mindern [156];

- Du lernst den Proteinbedarf für deine Ziele Gesundheit und langfristige Wohlfühlernährung zu optimieren, aber auch für Fettabbau und Muskelaufbau. Und du wirst sehen, wie diese Ziele ein- und dasselbe sind;

- Egal ob du Mischköstler, Vegetarier oder Veganer bist! Blättere weiter und staune darüber, in welchen weiteren Bereichen pflanzliches Protein Gutes für dich vollbringen wird. Der optimierte Proteingehalt auf pflanzlicher Basis ist zentraler Bestandteil deiner neuen Power, die dir auf vielen Ebenen eine Transformation bescheren wird.

Pflanzliches Protein- Das Multitalent

Natürlich kannst du einfach alles essen, was auf Bäumen wächst. Und du wirst so auch erstmal ganz gut über die Runden kommen. Hier möchte ich dir aber etwas mehr als grobschlächtige Verallgemeinerungen präsentieren.

Du findest eine gut verständliche Einführung in die Ernährung und bekommst gleichzeitig aufregende Informationen über die Power von pflanzlichem Protein in die Hand. Du wirst Antworten auf Fragen finden wie: Kann man den Proteinbedarf pflanzlich überhaupt ausreichend decken? Ist pflanzliches Protein minderwertig? Wie nehme ich am besten Fett ab? Wie esse ich am besten für Muskelaufbau? Und schließlich: Wie sollte man rein pflanzlich am besten Protein zuführen?

Letztlich vereine ich die Vorteile einer proteinreichen und einer pflanzenbasierten Ernährung für dich zu einer anschaulichen Methode. Mit der Methode der pflanzlichen Protein-Power erfährst du, wie du diese Kombination einsetzt für dein Ziel aufbauen, abnehmen oder dich einfach rundum wohlfühlen.

Aminosäuren-Tetris für Immunsystem und Muskulatur

Im Alltag hört man häufig beide Begriffe: Protein und Eiweiß. Aber was genau ist eigentlich der Unterschied? Falls du dir diese Frage schon gestellt hast - es gibt keinen Unterschied. Im Englischen spricht man von Protein, dasselbe Wort wie im Deutschen. Letztlich werden im Alltag beide Begriffe gleichwertig verwendet. Im Buch spreche ich immer von Protein, um potentieller Verwirrung vorzubeugen. Was also ist ein Protein oder was sind Proteine? Du kennst sie bestimmt im Zusammenhang mit Muskeln, doch Proteine haben noch weitaus mehr zu tun, als den Bizeps zu formen:

- Protein ist wichtig für das Immunsystem. Hier ist Protein der Baustoff für Antikörper. Solche Antikörper heften sich an Eindringlinge wie Viren oder Bakterien und helfen, diese unschädlich zu machen und dich gesund zu halten.

- Protein ist wichtiger Baustoff für Enzyme. Enzyme sind überall im Körper tätig und verantwortlich für unzählige, elementare Reaktionen. Bei der Verdauung spalten Enzyme komplexe Teilchen auf und machen die Einzelteile für dich verfügbar. Enzyme geben dir damit Power, denn sie sind verantwortlich für die Spaltung von Kohlenhydraten wie Stärke und für die Freisetzung von Energie. Enzyme sind auch verantwortlich für das Ablesen des Erbguts, deines DNA-Codes, den grundlegendsten Prozess allen Lebens.

- Auch Hormone haben Proteinbestandteile. Das Wachstumshormon zum Beispiel ist verantwortlich für die Stimulation von Zellwachstum und -regeneration. Durch solche Hormone hast du die Fähigkeit zu wachsen und zu heilen.

- Protein bildet und repariert Gewebe wie Haut, Haare, Augen und Organe oder bildet Speicher-Teilchen wie das Hämoglobin, welches Sauerstoff aufnehmen und transportieren kann.

Salopp gesagt hält dich Protein am Laufen und Funktionieren. Es ist an nahezu allen essentiellen Prozessen beteiligt! Und du kannst dir jetzt leicht vorstellen, welche Konsequenzen es nach sich zieht, sollte nicht genug Protein für diese Aufgaben zur Verfügung stehen.

Es gibt also wahnsinnig viele Proteine mit einem diversen Set von Eigenschaften und Fähigkeiten. Doch wie machen die das? Wie kann ein Stoff, der erst einmal gleich erscheint, so unterschiedliche Aufgaben übernehmen?

Aminosäuren können alles - Muskeln, Verdauung und Hormon

Ein Protein besteht aus mehreren Aminosäuren. Du kannst sie dir vorstellen wie „Aminosäure-Perlen“, die aneinandergereiht werden und wie eine Kette die Struktur des Proteins bilden. Jede Aminosäure bringt ganz eigene, spezialisierte Fähigkeiten mit. Je nachdem, welche Funktion das Protein am Ende in deinem Körper übernimmt, müssen unterschiedliche Aminosäuren verbaut werden.

Angenommen du brauchst Proteine für die Abwehr von Krankheitserregern. Dann gibt es bestimmte Aminosäuren, die besonders gut darin sind, die Eindringlinge wie Bakterien oder Viren festzuhalten. Denn viele Antikörper im Immunsystem spüren Eindringlinge auf und binden diese. Dieser Verbund aus Antikörper und unschädlich gemachtem Eindringling wartet dann darauf, von anderen, größeren Proteinen abgeholt und entsorgt zu werden, um die Eindringlinge endgültig loszuwerden. Baut dein Körper solche Proteine, dann brauchst du auch diese bestimmten Aminosäuren. Mit anderen funktioniert das leider nicht.

Genau darum sind die Aminosäuren auch so essentiell für dich und deine optimierte Ernährung. **Denn über deine Ernährung musst du die richtigen Aminosäuren in ausreichender Menge zuführen**. Und in jedem Lebensmittel tauchen bestimmte Aminosäuren in unterschiedlich hoher Konzentration auf. Deine optimale Ernährung enthält das komplette Set an benötigten Aminosäuren in ausreichender Menge.

Im Aufbauprozess der Proteine reiht dein Körper alle Aminosäuren, die für eine bestimmte Funktion gebraucht werden, aneinander. Die größten Proteine haben eine Länge von mehreren 10.000 Aminosäuren. **Wir Menschen nutzen 21 Aminosäuren, um Protein zu bauen. Davon können wir 12 selber herstellen, zum Beispiel durch den Umbau anderer Aminosäuren in die benötigten Aminosäuren. Die übrigen neun müssen wir allerdings über die Nahrung zuführen** (Bei Erwachsenen sind es acht). Darum nennt man diese auch unentbehrlich, denn unser Körper ist auf die Zufuhr über die Nahrung angewiesen [157–159].

Ohne Protein geht's deiner Muskulatur an den Kragen

Zusätzlich erschwert wird dir deine Protein-Situation dadurch, dass es für Protein oder Aminosäuren keinen echten Speicher gibt [70]. So wie das zum Beispiel für Fett in den unbeliebten Fettpölsterchen der Fall ist. Aminosäuren sind über den sogenannten Aminosäure-Pool für Vorgänge und Organe verfügbar. Dieser „Pool" ist weniger ein greifbares Auffangbecken, sondern beschreibt alle Aminosäuren, die im Moment im Körper verfügbar sind. Das kannst du dir am ehesten als alle aus der Blutbahn verfügbaren Aminosäuren vorstellen.

Protein aus der Ernährung trägt, genauso wie der Abbau von Proteinen in deinem Körper, zu deinem Aminosäure-Pool bei. Du kannst und musst den Aminosäure-Pool über die Ernährung versorgen und aufrechterhalten. Wenn du das nicht tust, also zu wenig oder gar kein Protein zu dir nimmst, dann ist der Körper gezwungen, etwas Drastisches zu tun: Er baut eigenes Protein ab, um so den Aminosäure-Pool auszubalancieren und „Baumaterial" für anstehende Aufgaben zu haben [70].

Ohne Sport wird deine Muskulatur gleich zu Beginn einer Hungerphase mit zu wenig Protein dein ganz persönliches Pausenbrot [160].

Deine Muskulatur ist dein Stück Tofu zur Fastenzeit. Um den Aminosäure-Pool im Körper aufrecht zu erhalten, wird als erstes dein gut entbehrliches Organ Muskel angegangen [161].

Denn anders als Immunzellen oder Hormone sind Muskeln nicht direkt für dein Überleben verantwortlich. Dazu kosten sie deinen Körper Energie und sind aus diesem Blickwinkel sogar nachteilig für dein buchstäbliches Überleben [162].

Wenn der Körper überwiegend eigenes Gewebe wie deine Muskulatur abbaut, um andere wichtige Vorgänge zu versorgen, dann befindest du dich in Bezug auf Protein in einem „katabolen", also abbauenden Klima. Nimmst du dagegen genug von den richtigen Aminosäuren auf, dann kannst du dich in ein aufbauendes, also „anaboles" Klima versetzen [163]. Falls du den Begriff zuvor negativ belegt wahrgenommen hast, zum Beispiel durch die „Anabolika" der Bodybuilder, kann ich dich beruhigen: Anabol meint nichts weiter als ein Klima, das den Aufbau von Geweben unterstützt. Und genau das ist es, was du mit einer gesunden, optimierten und ausgewogenen Ernährung erreichen willst.

Das heißt für dich, du kannst mit der Ernährung beeinflussen, in welchem Milieu sich dein Körper befindet, nämlich entweder eher im aufbauenden oder im abbauenden. Und schon eine Aminosäure kann den Unterschied machen. Denn die Aminosäure mit der geringsten Konzentration beschränkt den Proteinaufbau. So können theoretisch über 100 % aller anderen benötigten Aminosäuren vorhanden sein. Solange die eine benötigte Aminosäure nur zu 20 % vorhanden ist, kann das ganze Protein auch nur zu 20 % gebaut werden...oder die fehlende Aminosäure wird aus deiner eigenen Muskulatur geholt. **Der Körper baut entweder ganze Proteine oder gar keine.**

Durch deine Ernährung spielst du Aminosäuren-Tetris

Es kommt also auf die Proteinquelle an und auf das Aminosäuremuster in dieser Quelle. Brauchst du zum Beispiel gerade die Aminosäure Leucin, dann reicht es, wenn du eine normale Menge einer Mahlzeit isst, die durchschnittlich viel Leucin enthält. Enthalten die Lebensmittel in der Mahlzeit allerdings weniger Leucin, so musst du logischerweise auch mehr dieser Mahlzeit essen, damit du auf das gleiche Level an Leucin kommst.

Vielleicht ist Tetris ein gutes Bild. Wenn du ein T-Stück brauchst (die fehlende Aminosäure), um einen riesigen Block an weiteren Bausteinen zu verwerten (die anderen Aminosäuren), aber nur unpassende Bausteine zur Verfügung hast, dann funktioniert es nicht. Es kommt auf dieses eine Teilchen an, egal wie gut gebaut der ganze Block ist oder wieviel du von den anderen Teilchen zur Verfügung hast.

So ist das auch mit Aminosäuren. Jede hat eine sehr spezifische Funktion und ist nicht zu ersetzen, insbesondere die Unentbehrlichen. Deshalb ist es wichtig, Aminosäuren oder Protein in richtiger Menge und Qualität aufzunehmen.

Aminosäuren optimieren

Die Proteinoptimierung mit pflanzlicher oder tierischer Ernährung hat erstmal dasselbe Ziel. Durch ein komplettes Aminosäuremuster will sie ein anaboles Klima schaffen, in welchem der Körper leistungsfähig und stark ist. **Wird dazu jedoch hauptsächlich tierisches Protein verwendet, kann ein Zuviel an Protein oder an bestimmten Aminosäuren aber auch gravierende Konsequenzen haben, so wie im Eingangs-Kapitel beschrieben. Daher können diese anabolen Effekte ein Fluch und ein Segen zugleich sein**.

Auf das einfache Mittel Ernährung heruntergebrochen kannst du sehr komplexe Prozesse im Körper steuern und in eine bestimmte Richtung lenken. Die Grundlage für deinen gesunden, leistungsfähigen Körper und dein himmlisches Wohlbefinden ist ein gesundes Gleichgewicht. Das Gleichgewicht von anabolem und katabolem Milieu auf pflanzlicher Basis, das du dir über eine ausgewogene Proteinzufuhr und vollwertige pflanzliche Nahrung schaffen kannst.

Zusammenfassung

- Protein ist ein wichtiger Baustoff und an sehr vielen bedeutenden Vorgängen in deinem Körper beteiligt. Es ist wichtig für das Immunsystem, Enzyme, deine DNA oder Hormone;
- Proteine werden aus vielen, einzelnen Aminosäuren gebaut. Diese werden dafür aneinandergereiht wie Perlen an einer Schnur;
- Jede Aminosäure bringt spezielle Talente mit, um den Proteinen all die benötigten Fähigkeiten zu verleihen. Darum müssen wir bestimmte Aminosäuren für eine definierte Aufgabe in der benötigten Menge aufnehmen;
- Von 21 Aminosäuren, die der Körper in Proteine verbaut, müssen wir neun aufnehmen, weil wir sie nicht selber herstellen können. Diese heißen unentbehrliche Aminosäuren;
- Ein Protein kann nur gebaut werden, wenn du genug von der benötigten, unentbehrlichen Aminosäure aufgenommen hast;
- Wenn du zu wenig einer Aminosäure hast, dann zieht der Körper unter Umständen die größte eigene Aminosäurequelle hinzu - deine Muskulatur. Und baut diese ab, um Baustoff für andere Proteine zu haben;
- Durch die Einnahme der richtigen Aminosäuren kannst du dafür sorgen, dass dein Körper in ein Gewebe-aufbauendes, anaboles Klima kommt.

Die nützliche Power des Proteins

Protein ist ein Multitalent und durch die Optimierung deines pflanzlichen Proteinkonsums wirst du gesünder und fitter. Und das trifft auch zu, wenn du kein Bodybuilder oder Jungspund bist. **Jede Frau und jeder Mann kann von klein auf bis ins Greisenalter von achtsamem, pflanzlichem Proteinkonsum profitieren.** Dieses Phänomen ist besonders interessant für dich, wenn du aus der Mischkost kommst, aber auch wenn du Vegetarier bist oder schon rein pflanzlich isst.

Pflanzliches Protein hat sehr viele Eigenschaften, die deinem nachhaltigen Wohlbefinden zuträglich sind. Diese Talente sind der Grund, warum pflanzliches Protein die Hauptrolle in der Methode der pflanzlichen Protein-Power übernimmt. Das Protein:

- erhöht deinen Energieverbrauch;
- kurbelt deine Fettverbrennung an;
- wirkt anabol und hilft dir dabei, selbst unter Kalorienbeschränkung wertvolle Muskelmasse zu erhalten;
- kämpft mit dir gegen die nahenden Fettpölsterchen, sobald du zu viel isst;
- macht dich satt und verschafft dir ein befriedigendes Gefühl nach dem Essen.

Mit Protein verbrauchst du mehr Energie

Wenn du Energie verbrauchst, dann äußert sich das meist darin, dass in deinem Körper Wärme entsteht. Du verbrennst sozusagen Treibstoff. Es gibt zwei Wege, wie du deinen Energieverbrauch steuern kannst: Einmal durch Bewegung, Anstrengung und Sport und einmal durch Ernährung [164]. Es passiert ganz offensichtlich wenn du Sport machst oder dich körperlich anstrengst. Dann wird dir warm und du fängst sogar zu schwitzen an. Diesen „thermischen Effekt“ den Bewegung oder Anstrengung auf die Wärmebildung hat, den bringt Nahrung und insbesondere Protein auch mit.

Die Wärmebildung, die du während und nach dem Essen spürst, kommt einem Energieverbrauch gleich. Diese Wärmebildung kannst du durch zwei Faktoren beim Essen beeinflussen [165,166].

Der erste Faktor ist die Anzahl der aufgenommenen Kalorien. Du kennst das wahrscheinlich: Wenn du lange nichts gegessen hast, dann wird dir schon eher mal kalt. Andersherum gerätst du schnell in Wallung und es wird warm, wenn du ein üppiges Mahl hinter dir hast. Der zweite Faktor ist das Schräubchen an dem du drehen möchtest: Die Wärmebildung kann auch durch die Art der eingenommenen Nährstoffe beeinflusst werden. Und hier spielt das Protein die besondere Rolle, die du dir zu Nutze machen kannst [167].

Protein heizt dein Stoffwechsel-Feuer an

Je mehr Energie dein Körper für einen Arbeitsschritt braucht, zum Beispiel um einen Nährstoff aufzuspalten und zu verwerten, desto größer wird das Stoffwechsel-Feuer [166]. Die Wärmebildung ist eine Auswirkung dieses Feuers, das Energie verbrennt, um die aufgenommenen Nährstoffe zu verwerten. Und Protein braucht viel Energie [168,169]! Darum bildet Protein eine große Wärme in dir. Der Effekt ist sogar schon nach einer einzigen Mahlzeit messbar. Von den aufgenommenen Kalorien wird sofort wieder etwas für die Verarbeitung verbraucht [170]. Das heißt, die Netto-Energie deiner Mahlzeit nimmt um bis zu 15 % ab [171].

Und weniger netto ist hier ausnahmsweise mal etwas Gutes! Hier eine kurze Erinnerung, um was es dir eigentlich geht: Bei der Ernährung ist zu viel Energie dein Problem. Und auch mein Problem. **In der westlichen Welt und Ernährung ist unser Problem zu wenig Nährstoffe und zu viel Energie.** Das ist die Kombination, die viele Menschen krank macht! Es ist also überhaupt nichts Schlimmes dabei, weniger Energie von etwas zur Verfügung zu haben. Vielmehr wird das Verhältnis von Nährstoffen zu Energie dadurch größer und positiv für dich beeinflusst.

Protein liefert die niedrigste Netto-Energie

Protein liefert weniger Netto-Energie als Fett und Kohlenhydrate. Die Energie, die durch die Verarbeitung verbraucht wird, ist bei Protein mit 20-30 % am höchsten, gefolgt von Kohlenhydraten mit 5-10 % und dem Schlusslicht Fett mit 0-3 % [172,173]. Praktisch gesagt bleiben von 100 Kalorien verzehrtem Protein nach dem Verdauen noch 70-80 Netto-Kalorien für dich übrig. Bei 100 aufgenommenen Kalorien aus Fett wären das mindestens 97 Netto-Kalorien.

Die großen Energiekosten von Protein hängen mit der Proteinsynthese und dem Abbau zusammen, die nach der Nahrungsaufnahme stattfinden [168,170]. Dein Körper hat keinen Aminosäurespeicher und muss akut nachgefragte (entbehrliche) Aminosäuren selbst herstellen. Er zerlegt so ganze Proteinkomplexe erst mal in einzelne Aminosäuren, die er für den Aufbau von eigens benötigten Proteinen nutzen kann [70]. Bei Überversorgung mit bestimmten oder fehlenden, komplementären Aminosäuren, um ein Protein aufzubauen, baut er Aminosäuren komplett ab [169,174]. Diese Ab-, Auf- und Umbauprozesse verantworten die großen Energieausgaben, die du über Wärmeproduktion selbst spüren kannst.

Schon eine Mahlzeit macht den Unterschied für dich

Schon nach dem Verzehr von nur einer proteinreichen Mahlzeit schnellt dein Energieverbrauch nach oben. Praktisch ist das äußerst verblüffend. Zwei Mahlzeiten liefern die gleiche Energie in Kalorien, haben aber einen unterschiedlichen Proteingehalt - damit kann jede dieser Mahlzeiten deinen Stoffwechsel absolut unterschiedlich beeinflussen. **Alleine durch den Proteingehalt in der Ernährung kannst du über 200 Kalorien am Tag mehr verbrauchen.** Mehr Protein in deiner kalorisch gleichbleibenden Ernährung heißt, du verbrauchst mehr Kalorien.

Wenn es dir ums nackte Überleben und die beste Ausnutzung der verfügbaren Energie ginge, dann wäre es eine sinnvolle Entscheidung für dich, einen anderen Makronährstoff als Protein für dein Lebensmittel zu wählen. Zum Beispiel Fett [162]. Damit nutzt du fast 100 % der Energie, die du über das Fett tatsächlich aufgenommen hast.

Heutzutage gibt es bei uns alles im Überfluss. Mit der pflanzlichen Protein-Power wendest du darum die umgekehrte Logik an. Es ist vorteilhaft, so wenig wie möglich Energie (als Fett) zu speichern, um deinen Körper fett- und krankheitsfrei zu halten und den Energieverbrauch im meist bewegungsarmen Alltag anzukurbeln. Du kannst pflanzliches Protein optimal einsetzen, um dieses Ziel zu erreichen [175,176].

Protein kurbelt deine Fettverbrennung an

Schon durch die Einnahme von moderaten Proteinmengen kannst du deine Fettverbrennung steigern. Durch angepasste, pflanzliche Proteinmengen kannst du deine Fettverbrennung geradezu radikal nach oben katapultieren [177]. So weit nach oben, dass deine Fettverbrennung schon nach einer Mahlzeit messbar gesteigert ist!

Pflanzliches Protein wirkt schnell und nachhaltig auf deine Fettverbrennung

Zwar registrierst du das nicht gleich, denn die Fettpölsterchen werden dir nicht schon während dem Essen wegschmelzen. Du spürst diesen Effekt daher nicht direkt nach einer Mahlzeit oder einem Tag mit deiner neuen, pflanzlich-proteinreichen Ernährung. Hier geht es um kleine Schritte, die du jeden Tag machst. Oder besser, die du das Protein jeden Tag für dich machen lässt.

Den WOW-Effekt wirst du mittelfristig nach wenigen Wochen erfahren, denn der Einfluss auf dein Körperfett kommt nachhaltig zum Tragen. Fett hat sehr viel Energie - auch das Fett in deinem Fettgewebe.

Darum musst du über mehrere Tage Energie einsparen, um einen buchstäblich greifbaren Fettverlust zu erreichen, der jenseits von winzigen Grammzahlen liegt.

Wenn du genau so viel Energie zu dir nimmst wie du brauchst, dann kann eine Ernährung mit ausreichend pflanzlichem Protein dein Körperfett niedriger halten als eine Ernährung mit geringen Proteinmengen.

Protein stimuliert Fettabbau bei Energiemangel und sorgt für weniger Zunahme von Fett bei Kalorienüberschuss [171].

Protein gleich Muskeln gleich Grundumsatz

Der zelluläre Aufbau (anabol) und der Abbau (katabol) laufen immer parallel in deinem Körper ab. Ganz unabhängig von deinen sportlichen Ambitionen für die Bodybuilding-Meisterschaft gilt Folgendes: Anabolismus ist eine grundlegende Funktion des Stoffwechsels. Und du möchtest diesen mit deiner Ernährung und Lebensweise bewusst oder unbewusst optimieren.

Der Katabolismus kommt früher oder später sowieso vermehrt zum Zuge, wenn der alters- und hormonbedingte Abbau von Muskel- und Körpermasse Einzug hält. Der Katabolismus holt sich sein Stück vom Kuchen, ob du willst oder nicht. **Wenn du gestresst bist, dich körperlich überforderst und Stresshormone wie Cortisol in die Höhe schnellen, kann dich das in katabole Situationen bringen, die du eigentlich nicht möchtest**. Du bist bestrebt, dem Anabolismus den Großteil des Geschehens zu überlassen. Denn Anabolismus ist der Aufbau und die Reparatur von Zellen jeglicher Art, ob nun Muskelzellen, Immunzellen oder Zellen anderer Organe.

Deine Muskulatur ist ein Energiefresser

Du bist kein Bodybuilder und du möchtest auch nicht unbedingt einen Sixpack und einen doppelbergigen Bizeps? Fragst du dich, warum Anabolismus dann so wichtig ist? Dann wirf einen Blick auf diesen vereinfachten Zusammenhang: **Anabolismus „führt zu“ Muskeln „führt zu erhöhtem“ Grundumsatz** [178]. Der Grundumsatz ist dein Energieverbrauch während du nichts tust. Er ist lediglich die Energie, die du zum Erhalt der vitalen Funktionen deines Körpers brauchst. Aber was haben deine Muskeln damit zu tun?

Die Skelettmuskulatur macht fast die Hälfte (!) deines Körpergewichts aus und ist somit das größte Gewebe deines Körpers [179]. Skelettmuskulatur sind die Muskeln, die dir helfen, dein Skelett aktiv zu bewegen, ob nun Rumpf, Arm oder Bein. Also auch die Muskeln, die man äußerlich am Körper sehen kann. Die größten Muskeln sind der große Rückenmuskel, die Muskulatur deines Hinterns oder die Oberschenkelmuskulatur. Ihrer Größe entsprechend spielt die Skelettmuskulatur eine entscheidende Rolle beim Energieverbrauch [178]. Abgesehen davon ist die Pflege deiner Muskulatur entscheidend für ganzheitliche Gesundheit und Wohlbefinden [180].

Der Kernpunkt mit deiner Muskulatur ist folgender: **Selbst wenn du ruhst und keine körperliche Arbeit verrichtest, dann verzehrt deine Muskulatur 20-30 % deiner Energie** [178]**!** Auch wenn du auf der Couch liegst und genüsslich dein Getränk schlürfst: Deine Muskulatur verbraucht Energie, was das Zeug hält. Damit sind Muskeln dein wertvollstes Gut, wenn es darum geht, deinen Grundumsatz oben zu halten oder zu erhöhen.

Du kannst deine kostbare Muskulatur hauptsächlich über zwei Wege zum Kommen und zum Bleiben bewegen: durch Bewegung und Ernährung [163,181,182]. Beanspruchung signalisiert dem Körper, dass die funktionelle Energiefresserin Muskulatur noch gebraucht wird oder sogar mehr davon benötigt wird. Und eine angepasste, proteinreiche Ernährung wirkt anabol, führt somit also ebenfalls zum Erhalt und unterstützt das Wachstum.

Die Angst vor Muskeln und bulligem Aussehen vor allem bei Frauen ist meist irrational und verhindert die Ausschöpfung der Hilfe dieses riesigen Organs Muskulatur. Also warum ist ein angemessener und stabiler Grundumsatz so wichtig? Es ist der einzige Weg, einen Jojo-Effekt nach einer Diät zu verhindern. Und wenn eine Diät keinen Jojo-Effekt nach sich zieht, dann ist der Erhalt der Muskelmasse und des Grundumsatzes verantwortlich dafür [171,183]. Auch wenn während der Diät keine Sekunde an Muskeln oder Muskelerhalt gedacht wurde. Muskeln halten dich und deinen Bewegungsapparat gesund [180]. **Ein angemessener Grundumsatz durch die Muskulatur sorgt nicht nur für weniger Jojo, sondern auch dafür, dass du stets fettfrei und dynamisch bis ins Alter bleibst.**

Noch ein Wort zur Angst vor Muskeln: Trotz einer pflanzlichen, proteinreichen Ernährung sieht man nicht schnell muskulös aus! Wenn das so schnell gehen würde, wieso sollten Sportbegeisterte und Muskelfetischisten dann ganze Monate oder Jahre ihres Lebens im Fitnessstudio verbringen müssen? Das bedarf nachhaltiger Disziplin beim Training und bei der Ernährung. Also falls das deine Sorge ist: Keine Sorge, über Nacht wirst du kein Patrik Baboumian.

Was hat Protein mit Anabolismus zu tun?

Ob du letztlich Muskeln pflegst oder aufbaust, wird davon beeinflusst, wie viel von welchem Protein du verzehrst [184,185].

Protein kurbelt deinen Muskelaufbau an und unterdrückt den Muskelabbau. Dabei wird besonders den unentbehrlichen Aminosäuren eine stimulierende Funktion dabei zugesprochen. Wenn du darauf achtest, dich zu jeder Zeit ausreichend mit unentbehrlichen Aminosäuren pflanzlichen Ursprungs zu versorgen, dann optimierst du dein Potential für Muskelaufbau und Muskelschutz [181].

Durch die Kombination mit Sport kannst du den anabolen Effekt des Proteins steigern. Training und insbesondere Widerstandstraining wirken in vielerlei Hinsicht anabol. Proteinreiche Ernährung verstärkt den anabolen Effekt von Training und andersherum [186,187].

Training und Protein wirken also positiv zusammen. Wenn du das meiste aus deiner Proteinzufuhr herausholen möchtest, dann macht es Sinn, zusätzlich Sport zu treiben [188].

Was ist jetzt anabol: Tofu und Bohnen oder Proteinpulver?

Konsumierst du isolierte Proteinquellen, wie es viele Proteinpulver sind, führt das meist nach 30 Minuten zu einer Spitzenkonzentration von Aminosäuren in deinem Blut. Vollwertkost im Smoothie braucht dagegen schon 60 Minuten. Wenn du dieselbe Vollwertkost in fester Form zuführst, dauert es sogar 120 min bis zur Spitzenkonzentration der Aminosäuren in deinem Blut [188].

In den meisten Fällen solltest du daher Vollwertkost der isolierten Nahrungsergänzung vorziehen, auch wenn diese in manchen Situationen ihre Berechtigung haben [186]. Dieses Anrauschen von Nährstoffen, wie es bei Proteinpulver oder einfachen und verarbeiteten Kohlenhydraten der Fall ist, führt meist zu Problemen für deinen Körper (vgl. Deine Ernährung - Fluch oder Segen). Wenn du auf Vollwertkost setzt, geschieht deine Versorgung nachhaltiger und auf natürlichem Wege. Vollwertkost liefert von der Natur perfekt abgestimmte Nährstoffpakete für uns. Nicht zuletzt macht Vollwertkost auch, so wie Protein, einfach besser satt.

Tofu und Bohnen in Kombination haben ein komplettes Aminosäuremuster und liefern deinem Körper somit alle Baustoffe, die dieser für das anabole Milieu braucht. Ein Proteinpulver kann dieses ausgeglichene Aminosäuremuster ebenfalls erreichen, es kommt allerdings auf den Ursprung des Pulvers an.

Im alltäglichen Leben und mit der pflanzlichen Protein-Power wirst du häufig Mahlzeiten konsumieren, die sich aus mehreren Proteinquellen zusammensetzen. Zum Beispiel Kartoffeln mit Sojageschnetzeltem und Paprikagemüse (Protein aus Kartoffeln und Soja). Oder ein Thai-Curry mit Graupen, Tofu und Bohnen (alles Proteinquellen). Damit reitest du optimal auf deiner anabolen Welle.

Pflanzliches Protein reguliert deinen Appetit und Hunger

Hast du die Definition von Appetit, Hunger und Sättigung parat? Für alle Fälle: Appetit ist der Wunsch zu essen oder das Verlangen nach Nahrung. Hunger ist die physiologische Notwendigkeit zu essen. Die Sättigung ist eine Konsequenz des essens und verhindert weitere Nahrungsaufnahme [156,189]. Das wird zu Ungunsten der Gesundheit oft durcheinander gebracht. Insbesondere wenn die Autoregulation des Körpers nicht gut funktioniert.

Verzehre genug Protein vor dem Buffet für mehr Sättigung

Wie Protein auf deinen Hunger, Appetit und Sättigung wirkt, lässt sich sehr gut an einem Buffet verbildlichen. Nach nur einer Mahlzeit mit ausreichend Protein kannst du ein gesteigertes Sättigungsgefühl und verminderten Hunger und Appetit erreichen. Diesen Effekt kann man im Vergleich zu einer Mahlzeit mit weniger Protein einfach nachweisen.

Es macht einen durchschlagenden Unterschied, ob du nach einer proteinreichen oder einer proteinarmen Mahlzeit nach Belieben an einem Buffet isst. In den meisten Fällen wird deine Energieaufnahme nach den proteinreichen Mahlzeiten vermindert sein. **Das heißt, wenn du in der vorherigen Mahlzeit mittelmäßig bis viel Protein verzehrst, bist du am Buffet von alleine und ganz intuitiv sparsamer.** Das ist der Effekt der heilsamen Autoregulation [190–192].

Am Ende des Tages ist also schon eine proteinreiche Mahlzeit oder auch ein proteinreicher Snack wirksam. Dieser kleine Kniff reguliert deinen Hunger, mindert deinen Appetit und senkt deine Energieaufnahme bei der darauffolgenden Mahlzeit auf natürliche Art und Weise [193].

Mit Protein hast du den Hebel in der Hand

Für die Sättigung kommt es auf die Zusammensetzung der Makronährstoffe an und nicht nur auf den Gesamtgehalt der Kalorien. Die allgemeine Sättigungs-Rangfolge der drei Makronährstoffe ist Protein, dann Kohlenhydrate und schließlich Fett [194].

Wieso aber, fragst du dich vielleicht, nimmt man nach einer proteinreichen Mahlzeit weniger Nahrung auf? Wieso solltest du durch solch eine subtil erscheinende Veränderung weniger essen, und das auch noch aus freiem Willen und basierend auf deinem eigenen Appetit?

Eine mögliche Antwort darauf liefert die Theorie zum Hebel des Proteins [195]. **Die „Hebelwirkung des Proteins" sagt dir: Wenn dein zugeführtes Protein nicht ausreichend ist, dann tendierst du dazu, mehr Appetit und Lust auf Nahrungsaufnahme zu haben.** Und umgekehrt [196]. Es scheint wichtiger für dein Überleben zu sein, dass du dich ausreichend mit Protein versorgst, als mit Fett oder Kohlenhydraten.

Im Grunde könntest du sagen, das ist ein natürlicher Mechanismus deines Körpers, um an fehlende, lebensnotwendige Nährstoffe zu kommen.

Was passiert also, wenn du zu wenig Protein verzehrst? Sobald zu wenige Aminosäuren für deinen Organismus zur Verfügung stehen, fährt dieser einfach den Appetit nach oben [175,194]. Dieser Appetit hilft, das fehlende Protein wieder hereinzuholen. Als Konsequenz nimmst du mehr Nahrung auf. Da bei Aufnahme von Nahrung meist auch Protein enthalten ist, sorgt dein Körper damit eigenständig dafür, mehr von dem vitalen Nährstoff zu bekommen.

Das ist besonders problematisch, wenn billige und verfügbare Lebensmittel wenig Protein, aber viel Fett und verarbeitete Kohlenhydrate haben. So wie es heute in unserer Gesellschaft der Fall ist. Sollte dann dein Proteinhebel wegen zu wenig Protein ansetzen, gleichst du das mit diesen Lebensmitteln aus. Weil diese aber viel Energie, Fett und verarbeitete Kohlenhydrate in Relation zu Protein haben, ist das eher ungünstig.

So kann die Einnahme von zu wenig Protein die erhöhte Zufuhr von Energie durch andere ungünstige Makronährstoffe bedeuten [197]. Und damit steigt auch das Risiko für Fettleibigkeit und das metabolische Syndrom [195].

Praktische Messungen zeigen: Der prozentuale Anteil des Proteins in der Ernährung ist stark negativ mit der Gesamtenergie-Aufnahme verknüpft. Mehr Protein und weniger Gesamtenergie kommen häufig zusammen. **Das bedeutet für dich: Je mehr Protein du konsumierst, desto weniger Energie nimmst du insgesamt zu dir**. Interessanterweise ist dieser Zusammenhang für jede Gewichtsklasse gültig. Ob du schlank, normal, übergewichtig oder fettleibig bist: Der Proteinhebel funktioniert [197,198]!

Wenn du diesen Mechanismus verstehst, dann kannst du mit ihm arbeiten und ihn zu deinen Gunsten und zur Autoregulation einsetzen. Sorge für einen angemessenen Aminosäurespiegel und du stellst die Weichen für weniger Körperfett und mehr Muskelmasse.

<u>Du bist in der Lebensmittel-Matrix</u>

Ein weiterer Grund für die sehr sättigende Wirkung von pflanzlichem Protein ist alles, was ums Protein herum ist. Also die vielen anderen Nähr- und Ballaststoffe [129,199]. Nährstoffe in der Lebensmittel-Matrix von pflanzlichem Protein signalisieren deinem Körper zusätzlich: Sieh her, es ist alles da was du brauchst. Und Ballaststoffe machen ein angenehmes Gefühl des „voll seins" und sorgen für eine ausgeglichene Verdauung [200–202]. So werden die Nährstoffe nach und nach ins Blut abgegeben und du bist lange im wohligen Gleichgewicht.

Was glaubst du: Ist die Ursache von Übergewicht und Fettleibigkeit in unserer Gesellschaft zu wenig Verbrauch von Energie, oder ist es die erhöhte Zufuhr von Energie? Was befeuert letztlich die Adipositas-Epidemie der neueren Zeit? Wie du dir wohl denkst, ist an beidem etwas dran: An der Völlerei und dem bewegungsarmen Lebensstil. Mit dem Proteinhebel hast du ein wirksames Mittel gegen die zu hohe Energiezufuhr: du konsumierst weniger Kalorien.

Zusammenfassung

Protein und Wärmebildung

- Du kannst deinen Energieverbrauch durch Bewegung und Nahrung beeinflussen;
- In der Nahrung spielen die zugeführten Kalorien und die Art der Nährstoffe eine Rolle;
- Bei den Nährstoffen verbraucht Protein mehr Energie als Kohlenhydrate und Fett;
- Alleine durch diesen Effekt kannst du am Tag 200 Kalorien mehr verbrauchen, obwohl du in Kalorien gezählt nicht weniger isst;
- In Zeiten des Überflusses kannst du durch die Auswahl des Makronährstoffes etwas gegen eine zu hohe Energiezufuhr tun.

Protein und Fettverbrennung

- Ein größerer Anteil Protein in der Ernährung führt zu einer messbaren Steigerung der Fettverbrennung;
- Schon mit einer Mahlzeit kannst du durch pflanzliches Protein einen positiven Einfluss auf deine Fettverbrennung nehmen;
- Auf lange Sicht kann eine Ernährung mit optimiertem, pflanzlichem Protein zu einem niedrigeren Körperfettanteil beitragen.

Protein, Muskeln und Grundumsatz

- Protein wirkt anabol und unterstützt Wachstum, Aufbau und Erhalt deines Körpers und deiner Muskulatur;
- Deine Muskulatur verbraucht Energie, auch wenn du ruhst;
- Deine Muskulatur macht fast die Hälfte deines Körpergewichts aus, darum verbraucht sie viel Energie;
- Durch eine optimierte Proteineinnahme kannst du somit deinen Energieumsatz erhalten oder erhöhen.

Protein, Appetit und Hunger

- Protein wirkt der Aufnahme von zu viel Energie entgegen, indem es deinen Appetit auf Nahrung und beim Essen schmälert und deine Sättigung danach erhöht;
- Im Vergleich zu den anderen Makronährstoffen Fett und Kohlenhydrat führt pflanzliches Protein in der Nahrung zu einer stärkeren Sättigung;
- Sättigung und Appetit bieten tolles Anschauungsmaterial, um dir den Effekt von Protein auf deine persönliche Autoregulation der Ernährung zu verdeutlichen;
- Du kannst den Proteinhebel selbst in die Hand nehmen, um deinen Körper zufrieden zu stellen und deine Energieaufnahme nachhaltig zu beeinflussen.

Alle Veganer haben Proteinmangel. Oder nicht?

Wenn du vegan lebst, dann hast du dir eine der folgenden Fragen sicher schon einmal gestellt oder sie gestellt bekommen. Auch wenn du einfach pflanzlicher leben möchtest, oder noch nicht so viel Kontakt mit einer rein pflanzlichen Ernährung gehabt hast, sind dir diese Fragen oder Aussagen bestimmt begegnet:

- Woher bekommst du als Veganer dein Protein?
- Haben viele Veganer nicht Proteinmangel?
- Brauchst du nicht tierisches Protein, um deinen Proteinbedarf zu decken?
- Hat pflanzliches Protein nicht eine niedrige biologische Wertigkeit und reicht nicht aus?
- Ist es nicht fast unmöglich, als Veganer genug gutes Protein zu bekommen?

Hier bekommst du die Hintergründe, wie du innerhalb einer pflanzlichen Ernährung am besten Protein konsumierst. Du erhältst die Infos, die letztlich einen großen Anteil am Wesen der Methode der pflanzlichen Protein-Power haben.

Essen Veganer genug Protein?

Die erste große Erkenntnis gleich am Anfang: **Protein ist in pflanzlichen Lebensmitteln ausreichend vorhanden, so dass du den von der Deutschen Gesellschaft für Ernährung empfohlenen Tagesbedarf decken kannst** [203]. Woher kommt also die Feststellung, Protein sei ein kritischer Nährstoff für Veganer?

Ein Grund kann der unterschiedlich hohe Verzehr zwischen Mischköstlern und Veganern sein. Denn Mischköstler konsumieren im Schnitt mehr Protein als Veganer und circa ein Drittel mehr als die Deutsche Gesellschaft für Ernährung empfiehlt [61]. Das geschieht hauptsächlich über Fleisch und Milchprodukte. Somit kannst du festhalten: Veganer essen gemäß der Empfehlung der DGE ausreichend Protein.

Mischköstler (hier in der Schweiz, USA und Deutschland) konsumieren allerdings 30 % mehr Protein, das größtenteils tierisch ist [204].

Die zweite große Erkenntnis ist: **Wenn du deinen Kalorienbedarf über eine ausreichende Menge an natürlichen Lebensmitteln deckst, dann erreichst du den empfohlenen Proteinbedarf spielend mit einer rein pflanzlichen Ernährung.** Es ist sogar vielmehr so: Wenn du deinen Energiebedarf deckst, dann ist es nahezu unmöglich, deinen Proteinbedarf zu verfehlen. Außer, du deckst deinen Energiebedarf ausschließlich über Fruchtgummis.

Das heißt für dich: Die Herausforderung, die du mit Hilfe der pflanzlichen Protein-Power meisterst, ist nicht, das Mindestmaß an empfohlenem Protein zu erreichen. Sondern vielmehr, deinen Verzehr von pflanzlichem Protein so zu optimieren, damit du die komplette Power des Proteins für dich nutzt! Auf Basis der Methode erreichst du, wie auf Basis jeder vollwertigen pflanzlichen Ernährung, dein Mindestmaß an Protein spielend.

Ist pflanzliches Protein minderwertig?

Im Kontext von Protein kommt es häufig zu der Bewertung der Qualität einzelner Proteinquellen, besonders häufig beim Vergleich von pflanzlichen und tierischen. Dann wird mit Begriffen wie hochwertig, vollwertig, minderwertig oder komplett um sich geworfen. Bei diesem Vergleich entsteht leicht der Eindruck, das pflanzliche Pendant sei nicht so gut wie das tierische Protein. Ist pflanzliches Protein tatsächlich weniger hochwertig?

Die kurze Antwort:

- Rein theoretisch: Ja. Isoliert betrachtet und damit in sehr seltenen Ausnahmefällen wie bei Krankheit oder wenn Menschen hungern;
- Mit praktischer Relevanz: Nein. Im gesamten Kontext betrachtet und damit für deinen und meinen alltäglichen Fall.

Möchtest du wissen, wieso man trotzdem überall hört, tierisches Protein ist besser als pflanzliches? Dann gebe ich dir jetzt die ausführlichere Antwort.

Woher kommt die Wertigkeit eines Proteins?

Welche Bewertungsmöglichkeiten für Protein gibt es überhaupt? Grundsätzlich bieten sich dafür mehrere Wege an. Die Proteinqualität und die Verdaulichkeit sind die zwei wichtigsten [205].

Die Proteinqualität ist die Fähigkeit eines Proteins, die Bedürfnisse deines Körpers nach bestimmten Aminosäuren zu befriedigen [206]. Um das Bild von weiter oben noch einmal aufzugreifen: Je mehr passende Teile für dein persönliches Tetris-Spiel enthalten sind, desto höher die Qualität.

Aber wie genau kannst du dir das vorstellen? Wie du oben gesehen hast, besteht jedes Protein aus verschiedenen Aminosäuren. Diese Aminosäuren braucht dein Körper, um sich eigene Proteine selbst zusammenzubauen. Dabei benötigst du aber nicht jede Aminosäure in gleicher Menge, sondern in ganz individuellen Portionen. Für dein Tetris heißt das zum Beispiel: du brauchst sehr viele T-Stücke, mittelmäßig viele Quadrate und wenige L-Stücke. Besonders die unentbehrlichen Aminosäuren, die dein Körper nicht selbst bauen kann, musst du in einer bestimmten Menge zuführen. Für die Proteinqualität heißt das: **Je eher das Protein mit seinen Aminosäuren deinen persönlichen Bedürfnissen entspricht, desto höher ist die Proteinqualität**.

Wenn du das Lebensmittel dann aufnimmst, kommt es natürlich darauf an, wie viel des Proteins tatsächlich bei dir im Blut ankommt, und nicht unvollendeter Dinge wieder ausgeschieden wird. Der zweite Faktor ist diese Effizienz, mit welcher du die Aminosäuren aus der Nahrung aufnehmen kannst - die Verdaulichkeit [207]. Wenn viel von dem Eingenommenen wieder ausgeschieden wird, dann ist die Verdaulichkeit nicht sehr gut. Das Extrembeispiel ist hier ein intakter Samen, der rausgeht wie er reinkommt. Wenn dagegen mehr „drin bleibt", dann ist die Verdaulichkeit höher. Wenn nichts von dem Eingenommenen wieder herauskommt, dann ist die Verdaulichkeit 100 %.

Die Verdaulichkeit ist der Anteil der Aminosäuren, den du tatsächlich im Darm aufnehmen kannst, ohne ihn wieder durch Ausscheidung zu verlieren.

Proteinqualität und Verdauung werden genutzt, um ein Protein zu bewerten. Durch eine Formel wird jedem Protein aus einem Lebensmittel eine Zahl zugeordnet [208]. Heruntergebrochen auf einzelne Werte möchte man so die Nützlichkeit eines Proteins vereinfacht darstellen und auf einen Blick für dich greifbar machen. Ein Protein hat um Beispiel die Qualität 70, ein anderes 90, und schon soll klar sein, welches besser für dich ist.

Begrenzte Relevanz für deinen Alltag

Die Idee und der Ansatz der Proteinqualität sind vielversprechend, die Relevanz für deinen Alltag begrenzt [206]. Denn Werte zur Proteinqualität beziehen sich fast immer auf einzelne Lebensmittel. Außer in den weiter unten genannten Ausnahmefällen deckst du, genau so wie ich, deinen Proteinbedarf allerdings fast immer über mehrere Quellen. Durch diese Kombinationen erhöht sich die Proteinqualität. Zudem kann die Verdaulichkeit von dir zu deinen Gunsten beeinflusst werden. Durch die richtige Auswahl und Zubereitung der Lebensmittel [209–211].

Du isst wohl kaum täglich morgens, mittags und abends nur weiße Bohnen (weniger gute Proteinqualität) in halbgarem Zustand (weniger gute Verdaulichkeit). Somit ist es ein reines Zahlenspiel anzugeben, Bohnen seien eine pflanzliche Proteinquelle mit schlechter Qualität. Dieses Zahlenspiel wird gerne genutzt, um die „Hochwertigkeit" tierischer Proteine zu betonen.

Spielt die Qualität einer einzelnen Proteinquelle dann überhaupt eine Rolle? Und macht das die pflanzlichen Proteine sinngemäß nicht schon vor dem Essen schlecht, obwohl dieser Unterschied gar nicht real ist? Ich denke, das sind nachvollziehbare Fragen, die sich auch rahmengebende Institutionen stellen sollten [206,209,212]

Die Proteinqualität eines einzelnen Lebensmittels besitzt keine Relevanz für dich, solange du dich ausgewogen und vollwertig pflanzlich ernährst [157]. Oder mit pflanzlicher Protein-Power. Vor dem Hintergrund aller bedenklichen Verbindungen von zu viel tierischem Protein mit nachteiligen Effekten auf die Gesundheit [154] werden diese Überlegungen noch dringlicher. In einem Positionspapier zur vegetarischen Ernährung schreibt die Academy of Nutrition and Dietetics (USA) dazu treffend [213]:

„**The terms complete and incomplete are misleading in relation to plant protein**. Protein from a variety of plant foods, eaten during the course of a day, supplies enough of all indispensable (essential) amino acids when caloric requirements are met."

Wann hat die Bewertung eines einzelnen Proteins mehr Relevanz?

Der Vollständigkeit halber erwähne ich auch die Fälle, in welchen die Bewertung der Proteine eine Hilfe sein kann. Das ist bei extrem einseitiger Ernährung mit genug vorhandenen Kalorien und dann, wenn weniger Kalorien zur Verfügung stehen als benötigt, also bei Krankheit, Diät oder Hunger [157].

- Der erste Fall beinhaltet ausreichend Gesamtprotein, aber kein ausgewogenes Aminosäuremuster. Innerhalb unserer Ernährung soll es Fälle geben, wo genug Kalorien konsumiert werden, aber das Aminosäuremuster durch die Auswahl von zu viel verarbeiteten und raffinierten Lebensmitteln nicht ausgeglichen ist. Ganz unabhängig von der Ernährungsform. Das passiert durch zu wenig Abwechslung, bei ausreichend zugeführter Energie. Ich habe es mal nachgerechnet: Wenn du den Tag über ausschließlich Brot (mit Ketchup), Donuts und Muffins isst, um deinen Kalorienbedarf zu decken, dann hättest du sicher genug Gesamtprotein aufgenommen (!). Dein Aminosäuremuster wäre dann aber nicht komplett, da das Protein fast ausschließlich aus Getreide kommt;

- Der zweite Fall bedeutet Kalorienmangel. Denn bei der Diät oder bei echtem Hunger werden weniger Kalorien zugeführt als benötigt. Somit wird auch die Menge der Lebensmittel und des Proteins über den Tag eingeschränkt. Im Fall einer gewollten Kalorienbeschränkung ist es deshalb umso wichtiger, auf eine ausgewogene Auswahl an proteinreichen, pflanzlichen Lebensmitteln über den Tag zu achten. Das Abnehmen ist ein Sonderfall oder Luxusproblem unserer Wohlstandsgesellschaft. Diese Überlegung hat ebenfalls Relevanz bei Fragen nach der Versorgung von weniger privilegierten Menschen auf der Erde.

Warum ist die Protein-Wertigkeit in unserem Kontext überbewertet?

Der Wert eines einzelnen Lebensmittels innerhalb einer Mahlzeit ist weniger wichtig, wenn du über den Tag verteilt genug Kalorien und ein komplettes Aminosäuremuster zu dir nimmst. **Die isolierte Protein-Wertigkeit hat nur begrenzte Relevanz, um die Tauglichkeit eines Lebensmittels innerhalb deiner kompletten Ernährung zu beschreiben.** Isoliert betrachtet haben tierische Proteine in der Tat meist komplettere Aminosäuremuster als pflanzliche Proteine. Die Proteinzufuhr über pflanzliche Lebensmittel wird aber durch die Proteinmenge oder die Kombinationen einzelner Proteinquellen im Alltag optimiert.

Im Grunde ist die verwendete Begrifflichkeit mit „minderwertig“ und „hochwertig“ nicht falsch, denn einzeln betrachtet haben Proteinquellen eine unterschiedliche Zusammensetzung. Aber sie drängt eine vegane Ernährung, die das Potential hat viele Probleme zu lösen, zu Unrecht in die Ecke.

Bezogen auf das globale Bevölkerungswachstum und die damit verknüpfte Ernährungssicherheit, die wir unbedingt steigern müssen, wird die Proteinqualität als essentieller Faktor genutzt, um weitreichende, weltpolitische Entscheidungen zu treffen [214,215].

Mit dem Ziel, eine optimale Proteinversorgung für dich und jeden einzelnen Menschen zu gewährleisten, ist die Einordnung der Qualität von Protein und insbesondere von pflanzlichem Protein ein wichtiger Schritt, um ernährungswissenschaftliche Empfehlungen auszusprechen [156].

Zentral in diesen Überlegungen sollte nicht sein, welche Methode technisch gesehen genauer oder „richtiger" ist. Sondern welchen Effekt die Methode auf Menschen und Ernährung hat. Beides ist miteinander verbunden, doch das eine ist kurzsichtig und das andere weitsichtig und praktisch relevant.

Durch dieses Bewertungssystem und dessen Verbreitung besteht die Gefahr, pflanzlicher Ernährung einen schlechten Ruf zu verleihen. Und das ist vielerorts schon geschehen. Dem möchte ich hier mit dir zusammen entgegensteuern. Und dir gleichzeitig die Überzeugung geben oder stärken, dass du mit pflanzlichem Protein auf der besten und sichersten Seite bist.

Wie sollen Veganer am besten Protein konsumieren?

Die Antwort auf diese Frage ergibt sich aus dem vorherigen Abschnitt: Vielseitig, aus unterschiedlichen Quellen, durch eine ausreichende Menge an unverarbeiteten und vollwertigen Lebensmitteln jeden Tag. So wie es sich für jeden Menschen empfiehlt, der egal mit welcher Ernährungsform gesund leben möchte [125,130]!

Die Frage, welche die pflanzliche Protein-Power stellt, ist: Wie aber sieht das im wirklich optimalen Fall aus? Wenn der Proteinverzehr ausgerichtet ist, um das maximale für dich rauszuholen? Die Antwort und deine Power liegen in der **Verbesserung der Verdaulichkeit, der einfachen Kombination der Lebensmittel und der angepassten Proteinmenge**.

Deine erste Power: Du verbesserst die Verdaulichkeit

Pflanzliche Lebensmittel enthalten sekundäre Pflanzenstoffe, manchmal Antinährstoffe [216] genannt, die die Verdauung und Aufnahme von Nährstoffen behindern können [217–219].

Vorneweg eine Anmerkung: Es ist paradox von Antinährstoffen zu sprechen und die angeblich gravierenden Auswirkungen auf die Gesundheit anzuprangern, wenn fast 90 % der Deutschen nicht die empfohlene Menge an Gemüse, knapp 60 % nicht die empfohlene Menge Obst und nur wenige überhaupt nennenswerte Mengen an Hülsenfrüchten, Nüsse und Samen konsumieren [61]. Dabei sind sekundäre Pflanzenstoffe oder „Pronährstoffe" [220] die „Hüter unserer Gesundheit" [221] und ein essentielles Werkzeug, um die Pandemie von Krebs und Insulin-assoziierten Erkrankungen in unserer Wohlstandsgesellschaft einzudämmen [222–224].

Glücklicherweise bist du trotz dieser „Gefahren" nicht machtlos und schon gar nicht dazu gezwungen, tierische Lebensmittel zu konsumieren. Du hast ausreichend Mittel und Wege, die teils nachteilige Aktivität der sekundären Pflanzenstoffe zu senken oder zu beseitigen, um so deine Nährstoffaufnahme zusätzlich zu fördern [225,226].

Im Fokus steht für dich dabei die Vor- und Zubereitung von pflanzlichen Proteinquellen wie Getreiden, Hülsenfrüchten oder Samen. Dadurch kannst du auf einfache Weise die enthaltenen bioaktiven Stoffe, die unverarbeitet die Verdaulichkeit herabsetzen können, reduzieren oder beseitigen. **Nützliche Schritte bei der Vor- und Zubereitung, die sich besonders bei Lebensmitteln reich an Antinährstoffen anbieten, sind einweichen, keimen, kochen und fermentieren [209].** Damit machst du die sogenannten Antinährstoffe unschädlich. Letztlich ähneln sich pflanzliche und tierische Lebensmittel nach diesem Schritt und weisen eine vergleichbare Verdaulichkeit auf [227].

Insgesamt kann ich dir deshalb immer empfehlen, Hülsenfrüchte und Getreide zumindest einzuweichen und zu kochen, um die Qualität zu verbessern. Samen sind eingeweicht ebenfalls besser bekömmlich.

Bei der Methode der pflanzlichen Protein-Power werde ich dir ausführlich beschreiben, was zu tun ist bei der Zu- und Vorbereitung der Speisen. Zusätzlich biete ich dir einen kostenlosen Online-Video Begleitkurs zu diesem Buch an, in dem du noch mehr praktische Tipps und Tricks bekommst. Deinen Zugang bekommst du am Ende des Buches, im Kapitel „Kostenloser Begleitkurs und Community".

Deine zweite Power: Du vervollständigst durch Kombination

Innerhalb der pflanzlichen Proteinquellen gibt es Lebensmittel, die einen hohen Gehalt der Aminosäure Lysin und einen niedrigen Gehalt der Aminosäure Methionin haben [228]. Interessanterweise kommt auch der umgekehrte Fall vor, denn es gibt auch Lebensmittel, die einen hohen Methionin- und einen niedrigen Lysin-Gehalt haben. Somit führt die Kombination zweier Lebensmittel aus jeweils einer dieser Kategorien zu einem kompletten und ausgeglichenen Aminosäuremuster. Wie ein kleines, komplettes Puzzlespiel auf dem Teller. Und darin liegt deine zweite Power.

Die Mixtur von verschiedenen, pflanzenbasierten Proteinen ist nützlich für dich, damit du ein komplettes Muster aus unentbehrlichen Aminosäuren erhältst. **Lebensmittel, die wenig Lysin, aber viel Methionin haben (zum Beispiel Weizen, Reis, Hanf oder Mais) kannst du mit Quellen, die wenig Methionin, aber viel Lysin haben (zum Beispiel schwarze Bohne, Hafer, Soja, Linse, Kartoffel oder Erbse) wirksam kombinieren.** Gängige Beispiele sind Mais und Soja, Reis und Soja oder Reis und Erbse.

Zur Methode wirst du später einen Lebensmittel-Pool erhalten und einen Rahmen, der dir das Kombinieren simpel vorgibt. Auch wenn sich der Mythos über die notwendige Kombination von Proteinquellen innerhalb einer einzigen Mahlzeit hält: Es reicht, wenn du über den Tag verteilt genug Protein in ausreichender Vielfalt zuführst.

Also von morgens bis abends schließt du den Kreis, damit du ein komplettes Aminosäuremuster erreichst [213]. So kannst du dieses Puzzle mit Spaß und Freude am Essen genießen.

Deine dritte Power - Du passt die Proteinmenge an

Wenn du insgesamt wenig Protein verzehrst, dann kommt ein unausgeglichenes Aminosäuremuster eher zum Tragen. Das heißt, ähnlich wie in einer Diät, wenn du die Kalorien reduzierst und damit weniger Nahrung aufnimmst, dann ist die Qualität der Nahrung umso wichtiger. Wenn weniger reinkommt, dann ist es salopp gesagt einfach schwerer, mit dem vorhandenen Material den Bedarf abzudecken.

Was aber passiert, sobald du mehr Protein zuführst? Verschwindet der Unterschied in Bezug auf die Vollständigkeit des Aminosäuremusters dann?

Genau das kannst du an folgendem Beispiel beobachten. Eine Studie zeigte: Wenn du die pflanzliche Gesamtproteinzufuhr von 0,8 auf 1,2 g je Kilogramm Körpergewicht erhöhst, gibt es keine Unterschiede mehr zwischen pflanzlichem und tierischem Protein in Bezug auf den Muskelaufbau [83]. Ergo enthält das Protein dann alle notwendigen Aminosäuren und kann vom Körper genutzt werden.

Das gleiche Prinzip wendet dein Körper übrigens auch ganz automatisch mit dem Proteinhebel an. Wenn ihm Aminosäuren fehlen, dann steigert er einfach deinen Hunger. In der Folge isst du mehr. Auch wenn nicht jedes Lebensmittel genau die Aminosäuren hat, die dein Körper in dem Moment braucht, irgendwann hast du so viel gegessen, dass der Bedarf befriedigt ist.

Das heißt für deine Protein-Power: Wenn du deine eingenommene Proteinmenge optimierst und leicht steigerst, dann bekommst du insgesamt mehr der unentbehrlichen Aminosäuren und dein Aminosäuremuster ist eher ausgeglichen. Das ist insbesondere dann interessant, wenn nicht alle pflanzlichen Proteinquellen immer optimal aufeinander abgestimmt sind.

Mit der pflanzlichen Protein-Power hast du ein doppeltes Sicherheitsnetz. Selbst wenn du die vorhergesehene Proteinmenge an einem Tag nicht erreichst, dann sorgt eine optimale Kombination von Proteinquellen über den Tag für ein komplettes Aminosäuremuster.

Und wenn du über den Tag nicht optimal kombiniert hast, weil du zum Beispiel eines der Lebensmittel nicht mehr zu Hause hattest, einfach keine Lust darauf oder auswärts gegessen hast, dann sorgt die angepasste Gesamtmenge ganz einfach für alle nötigen unentbehrlichen Aminosäuren.

Zusammenfassung

Veganer Proteinverzehr

- Veganer essen gemäß der Empfehlung der Deutschen Gesellschaft für Ernährung ausreichend Protein;
- Mischköstler nehmen im Schnitt 30 % mehr Protein aus vorwiegend tierischen Quellen ein;
- Auf Basis einer kalorisch bedarfsgerechten, ausgewogenen und rein pflanzlichen Ernährung ist es praktisch unmöglich, die Proteinempfehlung der Deutschen Gesellschaft für Ernährung zu verfehlen.

Minderwertiges Protein

- Für die Bewertung eines isolierten Proteins wird die Proteinqualität und die Verdaulichkeit genutzt;
- Proteinqualität beschreibt , wie gut das Aminosäuremuster des Lebensmittels zu deinem Bedarf passt;
- Verdaulichkeit ist der Anteil der Aminosäuren, den du aufnehmen kannst, ohne ihn wieder auszuscheiden;
- In dieser Bewertung schneiden isolierte, tierische Proteinquellen meist besser ab als pflanzliche;
- Innerhalb einer kompletten Ernährung besitzt die isolierte Wertigkeit allerdings nur begrenzte praktische Relevanz, denn der Proteinbedarf wird über viele verschiedene Quellen über den Tag gedeckt und nicht über eine isolierte Proteinquelle;
- Innerhalb einer kompletten, pflanzlichen Ernährung spielen Begriffe wie hochwertig oder minderwertig keine Rolle;
- Dieses Bewertungssystem trägt zu einem schlechten Image der pflanzlichen Ernährung bei.

Proteinoptimierung

- Pflanzliche Lebensmittel enthalten viele sekundäre Pflanzenstoffe, welche die Verdaulichkeit herabsetzen können, in erster Linie aber gesund und der Schlüssel gegen Krankheiten in unserer westlichen Gesellschaft sind;
- Durch eine entsprechende Vor- und Zubereitung, wie zum Beispiel einweichen und kochen, kannst du die Verdaulichkeit erhöhen;
- Pflanzliche Proteinquellen haben häufig weniger der unentbehrlichen Aminosäuren Lysin oder Methionin;
- Es gibt Proteinquellen, die wenig Lysin haben, dafür ausreichend Methionin, oder Proteinquellen die viel Lysin haben und wenig Methionin. Die Kombination dieser beiden Gruppen führt zu einem kompletten Aminosäuremuster und zu abwechslungsreichen Mahlzeiten;
- Wenn du die Menge des eingenommenen pflanzlichen Proteins optimierst, dann bekommst du auch ohne perfekte Kombination pflanzlicher Lebensmittel alle unentbehrlichen Aminosäuren;

Abnehmen, zunehmen, wohlfühlen leichtgemacht

Fettverlust, Muskelzuwachs oder ein wohliges, befriedigendes Gefühl der Sättigung. Das alles kannst du innerhalb nur einer einzigen Ernährungsform, die alles abdeckt, haben! Pflanzliches Protein ist ein Alleskönner und bietet dir die tolle Möglichkeit, einfach Einfluss auf dein Wohlbefinden, deinen Körper und deine Gesundheit zu nehmen. Warum solltest du pflanzliches Protein nicht nutzen, um deine individuellen Ziele zu erreichen?

Denn genau aus diesem Grund habe ich die Methode der pflanzlichen Protein-Power für dich geschaffen. Die Methode ist dazu da, damit du deine Ziele spielerisch und kinderleicht mit deiner täglichen Ernährung erreichst. Du brauchst dazu kein ausgeklügeltes Ernährungsprogramm, keine spezielle Diät, keine speziellen Lebensmittel.

Die Methode ist so abgestimmt, dass du große Dinge erreichst:

- obwohl du genau die Kalorien zu dir nimmst, die du verbrauchst;
- egal, wie deine Ernährung momentan aussieht;
- weil du ihren individuellen Charakter nutzt, um deinen persönlichen Schritt zu gehen;
- egal, ob du erst einmal ein tierisches Lebensmittel oder alle auf einmal weglassen, oder an deiner pflanzlichen Ernährung feilen möchtest.

Im Mittelpunkt steht die Wohlfühlernährung, die Form der Ernährung, die du nachhaltig jahrelang oder für immer betreiben kannst. Letztlich pendelt sich jede Bemühung bei der optimierten Wohlfühlernährung ein. Wenn du aber gezielter Muskulatur aufbauen oder Fett abnehmen willst, dann hilft dir die Methode auch auf diesem Weg. Für diese beiden nachgefragten Ziele besitzt die Methode zwei vorgegebene Wege, die du in diesen Fällen gehen kannst.

Der beste Ansatz, an die Sache ranzugehen, ist folgender: **Egal, was dein Ziel ist und wo du herkommst, am besten startest du bei der ausbalancierten Wohlfühlernährung**.

Damit lernst du die Prinzipien kennen. Und vor allem dich selbst! Das erleichtert dir den Einstieg, insbesondere je weiter entfernt du im Moment von einer vollwertigen und pflanzlichen Ernährung bist. Deshalb ist das die perfekte Ausgangslage, auch wenn du einen Abnehm- oder Zunehmwunsch hast.

Deine Wohlfühlernährung

Die pflanzliche Protein-Power - Die Ernährungsform, die alle Vorteile bezüglich deiner individuellen Vorlieben und Geschmäcker, deiner Gesundheit und deiner Körperzusammensetzung in sich vereint.

Du bekommst hier eine Methode präsentiert, die das Gute aus beiden Welten vereint: Das Gute aus der heißen, potentiell muskelverzehrenden Welt der Kalorienverbrennung. Und das Gute aus der gemächlichen, möglicherweise fettansetzenden Welt des Kalorienüberflusses.

In welcher Welt würdest du weilen wollen? - Natürlich in keiner von beiden.
Welch' Glück, dass dein Reiseziel die aktive, muskelerhaltende Welt der Fettverzehrung ist!

Weniger bildlich gesprochen ist es mit dieser Ernährung und ohne Kalorienzählen möglich:

- einen positiven Einfluss auf deine Körperkomposition zu nehmen, das heißt Fett zu reduzieren und Muskeln zu erhalten oder aufzubauen;
- deine Gesundheit positiv zu beeinflussen;
- unkompliziert und alltagstauglich einzukaufen, zu kochen und zu essen
- Spaß an der Ernährung zu haben;
- wohlschmeckende Gerichte und leckere Mahlzeiten zu zaubern;
- dein absolutes Wohlfühllevel zu erreichen.

Wenn du dich fragst: Kann ich bei gleichbleibendem Gewicht, also während ich genauso viel Energie zu mir nehme wie ich benötige, Fett abbauen und Muskeln aufbauen? Dann kann ich dir sagen: **Fettabbau und Muskelaufbau laufen nicht exklusive ab, sondern immer parallel. Es sind keine Prozesse, die sich gegenseitig ausschließen.** Der Körper ist vielschichtig komplex und erledigt Prozesse parallel. Um Fett abzubauen, musst du nicht weniger essen - und um Muskeln aufzubauen, musst du nicht mehr essen. Beides kann parallel ablaufen, Sport ist dazu allerdings unverzichtbar.
Forschungen, Studien und persönliche Erfahrung belegen das [229–234]. In der Praxis sieht das zum Beispiel so aus: Du bleibst bei gleichem Gewicht, aber dein Spiegelbild „verbessert" sich stetig. Deine Fettpölsterchen werden reduziert, während du neuerliche Straffheit oder Muskelzuwächse bestaunst.

Du kannst auch ohne Diät oder Kalorienzählen Großes erreichen

Du kannst deine Fettzunahme und deinen Muskelverlust reduzieren - sogar ohne Sport. Du kannst deinen Fettabbau und Muskelaufbau ankurbeln, ganz ohne in einen Diätmodus zu verfallen.

Parallel dazu lebst du mit einer der gesündesten Ernährungsformen die möglich ist, sorgst dafür, dass unsere Nachfahren auch noch etwas von Mutter Erde haben und verminderst Leid bei den Schwachen.

Was kannst du erreichen, ohne eine Diät fahren zu müssen?

Unterm Strich kann die pflanzliche Protein-Power deine 24 h Sättigung, deine Wärmebildung, deine Stoffwechselrate während du schläfst, deine Proteinbilanz und deine Fettverbrennung erhöhen [235]:

- Sättigung und Autoregulation bringen dich auch ohne Kalorienzählen in deinen optimalen Energiebereich. Beim Verzehr von natürlichen, vollwertigen Lebensmitteln ist es manchmal tatsächlich sogar schwer, über die benötigte Energie hinaus zu kommen. Wenn du satt bist, dann bist du satt. Und magst kein Blatt.
  Diese Ernährung reguliert deinen Appetit, Hunger und deine Sättigung auf natürliche Art und Weise. Somit bleibt Kalorienzählen außen vor und du kannst dich voll und ganz dem Genuss deiner Mahlzeit widmen;

- Die Wärmebildung wird durch deinen Proteinkonsum maximiert. Deine Stoffwechselrate während des Schlafes erhöht sich. Du verbrauchst alleine durch den Konsum von mehr Protein auch mehr Energie;

- Durch ausreichend pflanzliches Protein mit komplettem Aminosäuremuster stimulierst du die anabolen Vorgänge deines Körpers optimal, ohne zu übertreiben wie zum Beispiel durch zuviel tierisches Protein. Du pflegst dein funktionelles Organ „Muskel“, das dich beweglich und dich und deinen Stoffwechsel gesund hält;

- Durch mehr Protein anstelle von anderen Makronährstoffen optimierst du deine Fettverbrennung. In anderen Worten: Dein Fett verbrennt schneller.

Aber jetzt mal ganz praktisch: Wie genau sieht diese Ernährung im Alltag aus? Hier einmal ein paar Einblicke in dein Leben mit der pflanzlichen Protein-Power.

Du nimmst schon zu deinem Frühstück ausreichend Protein zu dir. Das führt zur Aktivierung vieler verschiedener Stoffwechselvorgänge in deinem Magen und Verdauungstrakt [236]. In der Folge macht dich dein Frühstück länger satt und du bist befriedigt und entspannt bis zur nächsten Mahlzeit.

Toll ist auch: Insgesamt wirst du durch solch ein Frühstück über den Tag verteilt automatisch weniger Energie zu dir nehmen [237,238].

Die Auswahl der pflanzlichen Lebensmittel ist unbegrenzt. Du kannst deinen Appetit und deine Gelüste nach Herzenslust ausleben. Du empfindest keinen Zwang oder keine Begrenzung.

Endlich bekommst du ein gutes Gefühl für den Austausch der tierischen Lebensmittel, die du unter Umständen noch konsumierst. Mit der Wohlfühlernährung fühlt sich dein Schritt nach vorne mühelos und sicher an, weil du weißt, du bist optimal umsorgt. Ideen und Inspiration für den allmählichen oder sofortigen Austausch von Milch, Fleisch oder Eiern beflügeln dich und verleihen dir ein Gefühl der Freiheit.

Sogar ohne Sport oder sonstige Tricks wirst du, alleine durch die Betonung von Protein, innerhalb der Wohlfühlernährung Fett reduzieren können [238]. Zusätzlich erhältst du deine Muskelmasse und hast gute Chancen, diese sogar zu vergrößern. Auch wenn du einmal über die Stränge schlägst, führt das mit dieser Ernährung nicht sofort zu überschüssigen Kilos auf der Waage, denn sie schützt dich gegen die Zunahme von Fett [29,234,239,240].

Das heißt auf die Waage bezogen: Dein Gewicht bleibt gleich, während dein Körperfettanteil sinkt. Ergo muss ein anderer Teil deines Körpers zugenommen haben. Das kann natürlich auch Wasser sein. Solltest du dich zuvor nicht unbedingt sehr kohlenhydratarm ernährt haben oder mit deinem Salzhaushalt herumgespielt haben (das kann zu großen spontanen Wassereinlagerungen führen), dann ist dieser Teil deines Körpers zu deiner Freude die Muskelmasse.

Du wirst erkennen, es gibt einen sanften und nachhaltigen Weg, die eigene Körperzusammensetzung zu formen, auch wenn du kein begeisterter Sportler bist. Es ist kein Kalorienüberschuss oder eine Diät nötig, um etwas an dir zu verändern! Du hast sozusagen nachhaltige Langzeiternährung, Diät und Aufbau in einem.

Das Prinzip ist ganz einfach: Hast du einmal deine persönliche Balance mit dieser Ernährung gefunden, dann hast du alles was du brauchst.

Auch wenn du besondere Ziele hast und möglichst effizient viel Fett abnehmen oder viele Muskeln aufbauen möchtest.

Und das ganz ohne aufwändige Umstellung der gewohnten Routinen, Geschmäcker oder Lebensmittel. Nur durch spielerische und einfache Modifikationen deiner Wohlfühlernährung in Richtung Aufbauen oder Abnehmen.

Obwohl diese Ernährung als Lifestyle Ernährung einen festen Rahmen hat, ist sie doch sehr flexibel und empfänglich für deine persönlichen Vorlieben und Bedürfnisse.

Abnehmen und deine Wohlfühlernährung

Das Problem bei Übergewicht oder zu viel Körperfett ist zu viel Energie: Du hast mehr Energie zur Verfügung, als du verbrauchst. Wie also kannst du diesen Kalorienüberschuss reduzieren? Und damit auch Übergewicht und zu viel Fett?

Eine negative Energiebilanz kannst du hauptsächlich über zwei Wege erreichen:

- Die Reduktion der durch die Nahrung zugeführten Energie;
- Die Erhöhung der verbrauchten Energie, zum Beispiel durch Sport, oder die Zusammensetzung deiner Nahrung.

Wenn du abnehmen möchtest, ist weder Low Carb noch Low Fat die überlegene Diät [241]. Denn beide Ernährungsweisen funktionieren gleich gut oder schlecht beim Abnehmen. Sie funktionieren dann, wenn du mit ihnen eine negative Energiebilanz erreichst und hältst. Auf diesem Weg nimmst du weniger Kalorien auf als vom Körper benötigt.

Wenn du allerdings eine proteinreiche Ernährung in die Überlegung mit einschließt, dann gibt es eine überlegene Ernährungsform! Und jetzt rate mal welche. **Es ist die Ernährungsform, die mehr Protein, weniger verarbeitete Kohlenhydrate und gesättigte Fette enthält** [172].

Mit der pflanzlichen Protein-Power kannst du gleich beide Seiten deiner Stoffwechselgleichung (ich nenne das jetzt mal so) zu deinem Vorteil verändern: die Einnahmen als auch die Ausgaben. So erreichst du die negative Energiebilanz bei weitem schneller.

Die pflanzliche Ernährung ist nährstoffdicht, aber energiearm. Außerdem sättigt Protein ausgezeichnet. Beides führt zu weniger aufgenommener Energie (erste Seite deiner Stoffwechselgleichung).

Zudem verbraucht Protein mehr Energie als andere Makronährstoffe und pflegt die Muskulatur besser, was wiederum zu mehr Energieausgaben führt (zweite Seite deiner Stoffwechselgleichung).

Pflanzliches Protein hat so einige Tricks drauf, um dich bei Laune und auf Kurs deiner Ziele zu halten. Mit Energieaufnahme und Energieverbrauch werden beide Seiten deiner Stoffwechselgleichung durch pflanzlich-proteinreiche Kost beeinflusst. Die optimale Voraussetzung zum Abnehmen!

So hast du Erfolg beim Abnehmen

Sobald du einmal geschafft hast, Fett zu verlieren, gibt es drei Hauptbedingungen als grundlegende Voraussetzung für deinen andauernden Fettverlust ohne Jojo-Effekt [175]:

1. Deine Sättigung muss vorhanden sein, insbesondere während des Energiemangels;
2. Dein Energieverbrauch muss trotz Kalorienbeschränkung und Gewichtsverlust oben gehalten werden;
3. Deine Muskelmasse muss während des Gewichtsverlustes erhalten werden, da diese hauptsächlich für die Höhe deines Energieverbrauchs verantwortlich zeichnet.

Kurz gesagt: Deine Aufgabe während des Abnehmens ist es, satt zu bleiben, deinen Energieverbrauch aufrechtzuhalten und dazu deine Muskelmasse zu verteidigen. Wie für das Abnehmen gemacht, greift Protein, wie kein anderer Nährstoff, bei allen drei Voraussetzungen direkt ein und hilft diese zu erfüllen.

Sättigung und hohe Nährstoffdichte sorgen für weniger Energieaufnahme

Am Anfang der Stoffwechselgleichung steht die Energieaufnahme. Mit der pflanzlichen Protein-Power kontrollierst du deine Energieaufnahme effizient durch Sättigung und eine hohe Nährstoffdichte.

Durch die Protein-Hebelwirkung erhöht dein Körper die Gesamt-Kalorienzufuhr, sobald der Proteingehalt der Ernährung unter 10-15 % liegt. Der Körper muss sich ausreichend Protein verschaffen und das schafft er am sichersten über mehr Nahrung. Im Umkehrschluss drosselt der Körper bei ausreichender Proteinversorgung die Suche nach Protein. Appetit und Hunger werden kontrolliert und sind zahmer [242].

Neben meiner eigenen, sättigenden Erfahrung kann ich dir auch überzeugende Erkenntnisse aus der Forschung mitgeben. Forscher haben den Proteingehalt der Ernährung von Personen, die zuvor abgenommen haben, um nur 3 %, von 15 % auf 18 % erhöht. Das Ergebnis: Schon diese kleine Steigerung half, das wieder zugenommene Gewicht nach dem Abnehmen zu halbieren. Ein wichtiger Faktor bei dieser Beobachtung war, wie es der Protein-Hebel beschreibt, die reduzierte Nahrungsaufnahme bei der Gruppe mit 18 % Protein im Vergleich zu der Gruppe mit 15 %. Diese Forschung zeigt: Schon kleine Schritte in Richtung mehr Protein können einen großen, praktisch relevanten Einfluss für dich haben [166].

Der durch das Protein verstärkte Sättigungseffekt wird von verschiedenen Hormonen unterstützt und gesteuert [74,243]. Mit dem Ergebnis von weniger Nahrungs- und demnach auch Energieaufnahme. Nach einer proteinreichen Mahlzeit wirst du im Schnitt weniger essen als nach einer proteinarmen. Und das passiert ohne Vorgaben oder Kalorienlimits immer dann, wenn du einfach mehr Protein je Mahlzeit konsumierst. Denn dann schreitet deine Autoregulation ein - es ist quasi ein Selbstläufer.

Viele Lebensmittel, die du bei der pflanzlichen Protein-Power nutzt, sind nährstoffdicht und energiearm.

Das heißt, sie enthalten viele Mineralstoffe, Vitamine und Spurenelemente und wenige Kalorien im Verhältnis zur verzehrten Masse [244,245].

Das sind ebenfalls perfekte Voraussetzungen für eine gesunde, satte, nachhaltige und glücklichmachende Ernährung.

Du kannst deine Energieaufnahme über die Sättigungswirkung von Protein und die richtige Auswahl der Lebensmittel also sehr effizient beeinflussen. Aber wie sieht es mit deinem Energieverbrauch aus?

Erhalt deiner Muskulatur sorgt für Energieverbrauch

Die andere Seite der Stoffwechselgleichung steht für den Energieverbrauch. Auch den Verbrauch von Energie kannst du rein durch die Ernährung nach oben fahren.

Einer der großen Nachteile beim Abnehmen ist der negative Einfluss einer andauernden, eingeschränkten Energiezufuhr auf deine Muskelmasse [246]. **Auch wenn du kein Spitzensportler oder Bodybuilder bist, hast du eine relevante Muskelmasse, die du nicht verlieren solltest**.

Wie du gesehen hast, ist die Skelettmuskulatur ein entscheidendes Organ für dich. Insbesondere für deinen Stoffwechsel ist sie wichtig, denn sie verbraucht, selbst wenn du ruhst, große Teile deiner Energie und hält nebenbei deinen Körper beweglich und gesund.

Unter eingeschränkter Energiezufuhr versucht dein Körper, mitsamt jeder Zelle darin, zu überleben. Sobald etwas fehlt, muss dein Körper dies durch die eigene Substanz erlangen und kann sich noch weniger erlauben, auf kostspielige Weise neues Gewebe zu erschaffen. Sollte Energie fehlen, dann passiert das, was später zum größten Nachteil wird: Muskelgewebe wird vom Körper herangezogen, um mehr Aminosäuren und Energie zur Verfügung zu haben [70].

Dein Körper verschafft sich in dieser Notsituation fehlende Baustoffe selbst. Deine Muskulatur ist deine größte, unfreiwillige Quelle von Aminosäuren in deinem Körper.

Durch den Verlust des energieverbrauchenden Organs Skelettmuskulatur wird dein Energiebedarf reduziert.

Interessanterweise verlängerst du in dieser Notsituation, die es tatsächlich einmal war, bevor alles bei uns im Überfluss vorhanden gewesen ist, dein Leben und hättest unter längerem Kalorienmangel sogar bessere Überlebenschancen [162]. Denn du gibst den „Ballast" Muskulatur ab. Gleichzeitig verlierst du aber Muskelmasse und reduzierst die eigene Stoffwechselrate. Ein super Ausgangspunkt für eine spannende Runde Jojo.

Mit pflanzlicher Protein-Power führt eine Kalorienbeschränkung zu Gewichts-und Fettverlust, aber auch zu Muskelerhalt. Protein spielt in dieser Situation seine anabolen Eigenschaften aus und unterstützt deinen Körper beim Erhalt der wertvollen Muskulatur. So führt mehr Protein während einer Kalorienbeschränkung im Vergleich zu einer Ernährung mit weniger Protein zu zusätzlichem Muskelerhalt für dich [132,232].

Es gibt auch Fälle, bei denen die Muskelmasse während einer Kalorienbeschränkung dank einer angepassten Proteinernährung sogar noch gesteigert wurde [247]! Im Verlauf dieser optimal angepassten Proteinernährung wurden die zusätzlich benötigten Kalorien weniger aus Muskelgewebe, sondern vermehrt aus Fettgewebe freigesetzt [232].

Wie du oben gesehen hast, widerspricht die Zunahme von Muskelmasse während einer Kalorienbeschränkung deiner evolutionären Biologie. Als es früher in der Steinzeit darum ging, zu überleben und einfach die Gene weiterzugeben, war es egal, ob unser Vorfahre zwei Kilo weniger Muskeln hatte oder nicht. Es ging einzig darum, den Samen oder die Eizelle weiterzugeben, bevor man das Zeitliche segnete. Es war wichtiger, schnell und effizient das Überleben der Spezies Mensch zu sichern. Und das klappt am besten, indem der große Energiefresser Muskulatur im Nahrungsengpass abgebaut wird und der Körper seine Energieausgaben reguliert.

Heute, in unseren modernen Gesellschaften gibt es Nahrung im Überfluss und keiner wird durch den Mangel an Nahrung das Fortbestehen unserer Spezies gefährden. Eher das Gegenteil ist der Fall. Die Rahmenbedingungen haben sich grundlegend geändert.

Und Muskelmasse als auch Muskelfunktionalität werden zu wichtigen Faktoren für Agilität und Lebensqualität über unsere beträchtlich gewachsene Lebensspanne. Darum ist es wichtig für dich, optimal für dieses große Organ zu sorgen [180,248,249].

Auch die Wärmebildung durch Protein ist dir während einer Kalorienbeschränkung sehr lieb. Wie die erhaltene Muskelmasse sorgt Protein für zusätzlichen Energieverbrauch, ohne dass du einen Finger krümmen musst.

Deine hohe Wärmebildung sorgt für mehr Energieverbrauch

Durch die gesteigerte Wärmebildung, die Protein im Vergleich zu Kohlenhydraten und Fett auslöst, bleibt vergleichsweise weniger Energie nach der Verdauung übrig. In der Praxis nimmst du gleich viele Kalorien von allen drei Makronährstoffen auf, doch bei Protein gibst du den größeren Teil der Energie wieder über diesen wärmeerzeugenden Effekt ab.

Ganz anschaulich verringert die pflanzliche Protein-Power die Energie, die du tatsächlich nutzt - wenn du sie vergleichst mit einer anderen Ernährung mit der gleichen Menge an Energie, aber weniger Protein. **Auf deine Ernährung übertragen kannst du mit der pflanzlichen Protein-Power kalorisch gesehen gleich viel essen, verbrauchst aber mehr dabei und nimmst eventuell sogar ab**. Somit kannst du, alleine durch diesen Effekt des Proteins, mehrere hundert Kalorien am Tag zusätzlich verbrauchen [171].

Wie hoch soll dein Kaloriendefizit sein?

Um Gewicht zu verlieren, brauchst du ein Kaloriendefizit. Um mit Erfolg abzunehmen, kommt es aber nicht nur auf das reine Bestehen deines Kaloriendefizits an, sondern auch darauf, wie hoch dieses tatsächlich ausfällt.

Wenn es um den Verlust von Körpergewicht geht, ist entscheidend, wie sich das verlorene Körpergewicht zusammensetzt.

Der Anteil von Fett und Muskeln am abgenommenen Gewicht ist bedeutend. Denn Abnehmen ist nicht gleich Abnehmen.

Du kannst natürlich mehrere Kilogramm in einer Woche abnehmen. Aber ist das sinnvoll? Mit Sicherheit nicht. Denn was wirklich passiert, wenn du die Energiezufuhr mehr als halbierst und in einen „Hungerzustand" verfällst, ist der Abbau von wertvoller, funktioneller Muskelmasse. Das zuvor erwähnte Notprogramm deines Körpers läuft an.

Bei solch einem horrenden Kaloriendefizit kann auch eine proteinreiche Ernährung wenig retten. Der Körper benötigt einfach viel mehr Energie als zugeführt wird und muss sich deshalb an den körpereigenen Geweben, ob funktionell oder nicht, bedienen.

Die Waage zeigt dann zwar gepurzelte Pfunde. Doch diese Pfunde der verlorenen Muskelmasse fehlen jetzt, um den Energieverbrauch des eigenen Körpers oben zu halten. Das ist ein typisches Beispiel, wie du dafür sorgen kannst, einen bemerkenswerten Jojo-Effekt mitzumachen.

Es gibt eine Faustregel, die besagt: **Je höher der Ausgangs-Körperfettanteil, desto ausgeprägter kann das Kaloriendefizit bei der Abnahme sein. Doch je geringer der Ausgangs-Körperfettanteil ist, desto eher ist ein moderates Kaloriendefizit angebracht, um die Muskelmasse zu schützen** [171].

Um das Ganze einmal an Zahlen zu veranschaulichen: Ein Defizit von 3.500 Kalorien je Woche ist ausreichend, um die optimale Balance von Fettverlust und Muskelerhalt zu erreichen [247]. Das sind jeden Tag 500 Kalorien weniger als der Bedarf.

Bei einem höheren Defizit kann es zu den oben genannten Komplikationen, wie verminderter Stoffwechsel oder Abbau von zu viel Muskelmasse, kommen. Einhergehend mit einer hohen Wahrscheinlichkeit, nach der Kalorienrestriktion die Muskelmasse wieder in Fett zuzunehmen.

Ein weiterer, verwandter Aspekt ist das Durchhaltevermögen, das stark vom Defizit beeinflusst wird. **Bei 500 Kalorien Defizit sind die Durchhaltewerte der Menschen meist recht gut.**

Sobald das Defizit aber größer wird, kommt es zwangsläufig zu mehr Hunger, Problemen mit Energie, Motivation und adäquater Nährstoffversorgung und zu einem größeren Drang, diese vermeintliche Schnapsidee mit dem Abnehmen und den unmenschlichen Bedingungen doch wieder sein zu lassen.

Bei einem Defizit von 500 Kalorien kannst du mit einem Gewichtsverlust von circa 0,5 kg Gewicht in der Woche rechnen. Siebentausend eingesparte Kalorien, das hat sich auch in der Praxis bestätigt, entsprechen einem Kilogramm Körperfett [29,238].

Das sind realistische Werte, wenn es um den Verlust von Fett geht - und nicht um den Verlust von Muskelmasse oder Wasser. Wenn aber die schnelle Abnahme von Gewicht per se, also auch Muskeln und Wasser, erreicht werden soll, dann gibt es eine ganz simple Herangehensweise und dieses Buch wird nicht weiter benötigt: fast nichts essen.

Das sind die physiologischen Grenzen, in welchen dein Körper sich mit dir bewegt. Die Abnahme von drei, fünf oder gar noch mehr Kilogramm Körpergewicht innerhalb von nur einer Woche kann natürlicherweise, abseits von zugeführten Hormonen oder Extremsport, nur real sein, wenn das verlorene Gewicht hauptsächlich Wasser und Muskelmasse sind.

Einen besseren Muskelschutz als Protein bietet dir nur ein geringes Kaloriendefizit. Weniger Defizit schützt die Muskeln, die sportliche Leistung und lässt durch mehr Nahrung auch mehr Lebenswichtige Nährstoffe in deinem Ernährungsplan zu [247].

Wie zuvor schon erwähnt funktioniert deine neue Ernährung auch ohne Kalorienzählen, Küchenwaage und Taschenrechner. Mit der pflanzlichen Protein-Power werden wir keine Rechenspiele anstellen. Und das wird sich auch durch diese Erklärungen nicht ändern. Dennoch kannst du viel dadurch gewinnen, die Funktionsweise deines Körpers zu verstehen. Dieses Zahlenbeispiel dient der Veranschaulichung, weil bestimmt auch du mehr oder weniger vertraut mit dem Prinzip der Kalorien bist. Und weil genug Menschen diesen Aspekt einfach vergeigen.

Die „Entmystifizierung" vieler Behauptungen und Anleitungen, die in Magazinen und vor allem im Internet herumschwirren, hilft dir, eine nachhaltige und intuitive Ernährung aufzubauen. Mit der Methode und den Anwendungstipps wird sich dein Defizit spielend ergeben. Und der Erfolg ebenfalls.

Zusammenfassung

- Das Grundprinzip beim Abnehmen ist die Energiebilanz. Der Körper muss weniger Energie zur Verfügung haben, als er verbraucht. Eine negative Energiebilanz ist möglich durch weniger Nahrungsaufnahme oder durch gesteigerten Verbrauch. Mehr pflanzliches Protein führt zu beidem: Weniger Nahrungsaufnahme durch erhöhte Sättigung und Nährstoffdichte, und höheren Energieverbrauch durch Wärmebildung und durch mehr erhaltene Muskelmasse;
- Neben Protein verbessert auch Sport den Erhalt von Muskelmasse bei Kaloriendefizit. Somit kann dir die Kombination von proteinreicher, pflanzlicher Wohlfühlernährung und Widerstandstraining zu nachweislich noch besserem Erhalt von Muskelmasse während der Kalorienbeschränkung verhelfen;
- Für dich grundlegend zu wissen ist, welche gesunden und geeigneten Lebensmittel dir am meisten Befriedigung und Sättigung verschaffen. Das kann wirklich alles sein und ist überaus individuell von Person zu Person verschieden. Vielleicht empfindest du mehr Befriedigung bei Haferflocken und Linsen, bei Avocado oder Nüssen, oder bei einem saftigen Banane-Kakao-Erdnuss-Shake;
- Es geht für dich also darum, eine proteinreiche Ernährung zu finden, die ganz individuell deinen Vorlieben und Bedürfnissen gerecht wird. Die gesund ist, und die du für dich zum Lifestyle machen kannst, um dieser ohne Probleme und mit viel Freude zu folgen. Wichtig ist, dich nicht in eine Ernährung zu zwängen und Kalorien zu zählen, sondern vielmehr dieses Defizit spielend zu erreichen. Mithilfe deiner Intuition und Autoregulation.

Zunehmen und deine Wohlfühlernährung

„Zunehmen mit Protein". Das wäre auch mal ein Buchtitel (im Gegensatz zu „Abnehmen mit Protein"). Aber wer will überhaupt zunehmen? Zugegeben, wenige wollen das wirklich. Der Großteil will abnehmen. Das Zunehmen geschieht schon ganz von alleine in unserer Wohlstandsgesellschaft.

Bewusstes Zunehmen spielt sich meistens im Bereich des Sports ab. Es gibt natürlich auch andere Bereiche, wie zum Beispiel bei oder nach einer Essstörung oder akuten Unterversorgung. Dann allerdings ist es erst einmal nicht so entscheidend, wie sich die Zunahme an Körpergewicht auf Fettdepot oder Muskelmasse verteilt. Bist du allerdings Sportler oder Athlet und möchtest willentlich aufbauen, dann spielt das Verhältnis von Muskeln zu Fett bei der Zunahme aber durchaus eine Rolle.

So nimmst du Gewicht fast ausschließlich über Muskulatur zu

Nach der nun bekannten Wirkung, die Protein hat, stellst du dir vielleicht die Frage:

- Kann ich durch Optimierung von Protein in der Ernährung auch die Gewichtszunahme positiver für mich gestalten, so wie die Gewichtsabnahme;
- Kann ich pflanzliches Protein so steuern, dass ich trotz Kalorienüberschuss so wenig wie möglich an Fett zunehme;
- Kann die Zunahme fast ausschließlich auf das Muskelkonto gehen?

Die kurze Antwort lautet getreu der pflanzlichen Protein-Power wenig überraschend: Ja! Allerdings muss gesagt werden, dass bei der verhältnismäßigen Zunahme von Fett generell, als auch bei der Verteilung des Fettes am und im Körper, deine Gene die Finger mit im Spiel haben [250]. Wo genau das überschüssige Fett hinwandert steht also weniger in deiner Macht. Dennoch kannst du selbst viel dafür tun, die Menge an Fett bei der Zunahme zu reduzieren.

Das betrifft deine Ernährung und bestenfalls auch deine Bewegung. **Wenn du keinen Sport machst und übertrieben viel isst, sagen wir über 30 % mehr Energie als du brauchst, dann besteht deine Zunahme hauptsächlich aus Fett und Wasser. Denn um Muskeln wachsen zu lassen musst du einen Reiz setzen, egal wieviel du isst. In diesem Fall kannst du selbst mit viel Protein in der Ernährung wenig ausrichten. Dann ist nur ein winziger Anteil deiner Zunahme Muskelmasse** [251,252].

Wenn du Sport machst, insbesondere Widerstandstraining, dann kannst du durch deine Proteineinnahme schon eher Einfluss darauf nehmen, wie stark dein Fettspeicher und auch deine Muskulatur wachsen [234,253]. Aber auch hier gibt es ein Limit: Protein hat nur bis zu einer bestimmten Menge einen Effekt und wenn das Kalorienplus extrem ist, wirst du wieder hauptsächlich Fettpolster beklagen.

Die Forschung zeigt also: Ein hoher Kalorienüberschuss bei einer bewegungsarmen Lebensweise bedeutet die fast ausschließliche Zunahme von Fett. Da bietet auch pflanzliches Protein nicht viel Hilfe [29].

Und da sind wir wieder bei deiner Motivation, überhaupt zunehmen zu wollen. Denn wenn du zunehmen möchtest, dann bist du wahrscheinlich Sportler oder Athlet oder du machst regelmäßig Sport. Ansonsten gibt es relativ wenige Menschen, die absichtlich über ihrem Energiebedarf essen. Das bedeutet aber auch: Wenn du keinen Sport machst, aber kalorisch gesehen trotzdem über deinen Verhältnissen lebst, dann hast du wenig Mittel, die Zunahme von Fett zugunsten von Muskeln zu beeinflussen.

Ergo: Wenn du schon mehr isst als du verarbeitest, dann mache Sport!

Oder: Iss nicht ganz so viel, und sichere dir alle Vorteile einer ausgeglichenen pflanzlichen und proteinreichen Ernährung. Mit dieser schaffst du es auch ohne Sport und allein durch deine Ernährung, dein Fett am Körper zu regulieren. Dafür bitte oben in die Wohlfühlernährung schauen.

<u>So maximierst du deine Muskulatur</u>

In diesem Abschnitt geht es um die Maximierung von Muskeln und die Minimierung von Fett bei der Zunahme. Die Prinzipien der Ernährung gelten immer. Dabei ist es erstmal egal, was dein persönliches Ziel ist. Manche Lebensmittel sind nährstoffreich, andere geben deinem Körper nichts; Kohlenhydrate und Fett kombiniert, steigern deine Lust zu Essen; Kohlenhydrate führen zur Ausschüttung von Insulin; Fett hat am meisten Energie. Diese Liste können wir unendlich fortsetzen.

Diese ganzen Punkte gelten, egal ob dein Ziel Fettabbau oder Muskelaufbau ist. Im Prinzip sind beide Ziele das gleiche. Denn wenn du abnehmen möchtest, dann höchstwahrscheinlich keine Muskeln, sondern Fett. Und wenn du Muskeln aufbauen möchtest, dann möglichst ohne ebenfalls Fett anzusetzen. Du möchtest deinen Körper in eine Arbeitsweise, in ein Milieu bringen, welches Muskelerhalt und Fettabbau zuträglich ist.

Overfeeding oder Bulking, also gezielt mehr zu essen, sind gängige Vorgehensweisen bei Sportlern, Athleten oder Bodybuildern, die Muskelmasse oder auch einfach Gewicht zulegen wollen. Dabei machen sie sich ganz intuitiv die anabole Kraft des Essens zu Nutze. Insulin zum Beispiel wirkt als sehr anaboles Hormon. Wenn du viel isst, schüttet dein Körper in der Regel auch viel Insulin aus. Und das begünstigt eine Gewichtszunahme.

Für dich wird es also darum gehen, den anabolen Effekt, den eine proteinreiche Ernährung hat, mit dem anabolen Effekt von Training gewinnbringend zu kombinieren. Gewinnbringend heißt, viel Muskelaufbau bei wenig Fettzunahme.

Die anabolen Eigenschaften des Proteins hast du durch die Abschnitte Wirkung des Proteins und Wohlfühlernährung schon verinnerlicht. Darum ergänze ich hier Fakten für dich und den Trainingsfall. Es geht um das Timing der Nahrungsaufnahme und den optimalen Kalorienüberschuss.

So erreichst du das beste Timing von Protein und Training

Wichtig ist hier: Damit du den anabolen Effekt von Protein maximierst, solltest du etwa alle 3-4 h eine vollwertige Mahlzeit mit ausreichend Protein verzehren [160,254]. Solange hält der Muskelaufbau an, den du durch Einnahme deiner Nahrung unterstützen kannst. Ergänzt du diese optimierte Ernährung sozusagen durch Training, dann besteht das anabole Milieu durch die Nahrung auch während des Trainings und danach.

Du brauchst also nicht die Stoppuhr nach dem Training stellen, damit du so schnell wie möglich das sofort-benötigte Protein über eine unmittelbare Mahlzeit einnimmst. Und es besteht nicht die Notwendigkeit von teuer angepriesenen Shakes und Nahrungsergänzungen. Es reicht aus, wenn du dich unbefangen der pflanzlichen Protein-Power hingibst. In erster Linie Relevanz hat, wie dein Proteinkonsum über den Tag verteilt ist [181]. **Mit Mahlzeiten im Abstand von 3-4 h, die eine ausreichende Proteinversorgung gewährleisten, kommen Nahrungsergänzungen oder Shakes um das Training kaum Bedeutung zu** [254,255].

Profitiere richtig von Protein vor dem Schlafengehen

Die Einnahme von unentbehrlichen Aminosäuren direkt vor dem Schlafengehen hat das Potential, deinen durch das Training stimulierten Muskelaufbau weiter zu erhöhen [256]. Eine Mahlzeit mit Protein direkt vor dem Schlaf führt zu größerem Muskelzuwachs als eine gleichwertige Mahlzeit ohne Protein vor dem Schlaf. Wenn du also Krafttraining betreibst und dein Ziel die Muskelzunahme ist, dann kann es dein Vorteil sein, eine Portion pflanzliches Protein vor dem Schlafengehen zu dir zu nehmen.

Ohne generelles anaboles Milieu durch optimiertes Training und optimierte Gesamtproteinaufnahme bringt eine proteinreiche Mahlzeit vor dem Schlafengehen aber nicht mehr für den Muskelaufbau, als jede andere beliebige Mahlzeit. Dennoch ist diese Herangehensweise etwas für dich, wenn du alles optimal auf Muskelaufbau auslegen willst.

Kalorienüberschuss

Für den Kalorienüberschuss beim Zunehmen gilt ähnliches wie für das Kaloriendefizit beim Abnehmen. Je höher, desto größer wird das Risiko für unerwünschte Folgen. Hier ist es das gesteigerte Verhältnis von Fett zu Muskeln [29].

Zur Verdeutlichung bemühe ich noch einmal zahlen: 10 % Überschuss an Kalorien je Tag sind eine gängige Empfehlung. Das sind im Mittel wohl zwischen 200 und 300 Kalorien. Das Maximum sollten wiederum circa 500 Kalorien am Tag sein. Das sind im Mittel circa 20 % des Gesamtbedarfs [166,182].

So kannst du dir später leichter vorstellen, welchen Anteil deines normalen Tellers du einfach oben drauflegst, um in diese Regionen des Kalorienüberschusses vorzustoßen. Mit solch einem gemäßigten Kalorienüberschuss kannst du bei optimiertem Training und angepasstem Proteinkonsum zu großen Teilen fettfrei Muskelmasse zunehmen.

Zusammenfassung

- Es gibt eine synergistische anabole Wirkung von Protein und Training
- Du steuerst deinen körpereigenen Anabolismus durch die Mahlzeitenfrequenz und den Gehalt an Protein mit komplettem Aminosäuremuster in deinen Mahlzeiten. Das geschieht ganz unabhängig vom Training
- Ist die Proteinversorgung optimiert, dann entfaltet Training seine volle synergistische Wirkung für dich
- Feinheiten wie der direkte Verzehr von Protein nach dem Training oder der spezifische Verzehr vor dem Schlafengehen haben in manchen Sonderfällen ihre Berechtigung. Dieses Feintuning ist aber nicht notwendig für dich, damit du einen synergistischen Effekt von Nahrung und Training erfährst.

Die pflanzliche Protein-Power Methode- Dein Leitfaden zu nachhaltigem Ernährungsglück

Mit diesem letzten Kapitel erntest du den praktischen Lohn für die theoretischen Mühen der ersten beiden Kapitel. Aber auch ohne andere Teile des Buches gelesen zu haben, kannst du hier einsteigen und sofort loslegen. Hier beginnt der anschauliche und handliche Teil deiner Wohlfühlernährung.

Vegan wird meist unter Wert verkauft und oft irreführend als minderwertige Qualität, anti-nährend und nicht ausreichend für bestimmte Bevölkerungsgruppen dargestellt. Oft wird auch negativ über pflanzliches Protein berichtet. Wie du im zweiten Kapitel gesehen hast, besteht tatsächlich ein Unterschied zwischen pflanzlichem und tierischem Protein. Wenn du dich vollwertig ernährst, dann ist der Effekt für deinen Alltag aber weitestgehend nichtig.

Solange du wenige Grundprinzipien beachtest, ist es stets von Vorteil, Protein aus Fleisch, Milchprodukten oder Eiern durch pflanzliche Lebensmittel mit ähnlichem Proteingehalt zu ersetzen. Zu diesen primären Grundprinzipien gehören:

- **eine ausreichende Zufuhr von Protein über den Tag;**
- **eine sinnvolle Kombination von pflanzlichen Proteinquellen;**
- **eine geeignete Vor- und Zubereitung von pflanzlichen Proteinquellen.**

Wenn du diese Prinzipien beachtest, wie es in unserer westlichen Gesellschaft häufig auch unbewusst der Fall ist, sind pflanzliches und tierisches Protein in puncto Qualität ebenbürtig. Vielmehr noch: Eine pflanzliche Ernährung mit optimiertem Proteingehalt führt, im Gegensatz zu tierischem Protein, zu weitreichenden, positiven Folgen für dich und dein Leben.

Im zweiten Kapitel hast du viele Hintergründe zu den Vorteilen einer pflanzlichen Ernährung und einer optimierten Proteinversorgung bekommen. Und jetzt kommt die beste Nachricht: Mit der praktischen Methode der pflanzlichen Protein-Power in diesem Kapitel führen all diese Fäden zusammen und münden in deine persönliche Ernährung.

Hier werden die Hintergründe, meine Erfahrung und das Wissen in eine einfache Anwendung verschmolzen. Ich werde dich Schritt für Schritt begleiten und dir aufzeigen, wie du diese Ressource für dich nutzen kannst. Der Sinn dahinter ist so simpel wie weitreichend: Du sollst selbst fähig sein, diese Informationen praktisch für dich zu nutzen! Wenn du diese Ernährung, diese Denkweise Schritt für Schritt in deinen Alltag integrierst, dann wirst du eher früher als später auch in den Genuss der Folgen kommen. Und dich noch mehr beflügelt fühlen, weiter mit dieser Anleitung herumzuspielen und deine Wohlfühlernährung zu erreichen.

Egal, wo du herkommst: Hier bist du richtig

Hier nochmal der Hinweis: **Es ist egal woher du kommst, du bist hier richtig. Egal ob du Mischköstler bist, viele Milchprodukte und Eier isst, Vegetarier oder Veganer bist.** Du und die anderen Gruppen, ihr habt eine große Gemeinsamkeit: Ihr wollt alle einen Schritt in Richtung vollwertiger und ausgewogener, pflanzlicher Wohlfühlernährung gehen und die außergewöhnlichen Vorteile der Protein-Power mitnehmen. Ihr seid euch auch in einem weiteren Punkt einig: Ihr wollt eure ureigenen Ziele mit diesem Weg erreichen. Euch individuell ernähren, ganz nach euren eigenen Vorlieben und dem eigenen Geschmack. Genau das ist mit dieser Methode hundertprozentig machbar - und aus genau diesem Grund habe ich sie zusammengestellt.

Um dir die ersten Schritte so einfach wie möglich zu machen, bekommst du eine Ampel mit Lebensmitteln. Diese dient dir immer wieder für Inspiration und Ideen. Sie ist wichtig, damit du dich sicher innerhalb eines gewissen Rahmens bewegen kannst.

Damit du deine Intuition innerhalb dieser führenden Linien ausleben kannst. Die vertrauten Ampelfarben sind eine optimale Orientierung für dich.

Im nächsten Abschnitt zeige ich dir, aus welchen Lebensmitteln die Ampel zusammengestellt ist und was der Sinn der Einteilung ist. Praktischere Tipps bekommst du danach in den zielgerichteten Abschnitten zu Wohlfühlernährung, Abnehmen und Zunehmen.

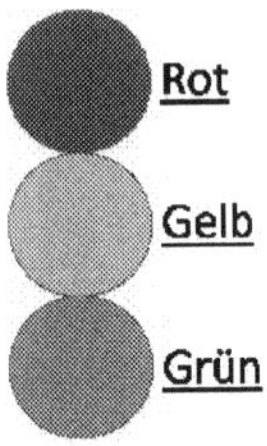

Abbildung 1 Die Ampelfarben dienen deiner Orientierung

Dort profitierst du von detaillierten Ausführungen, wie du die Ampel am besten nutzen kannst, um dein Ziel zu erreichen. Jede Farbe verkörpert bestimmte Lebensmittelgruppen. So kannst du Farben kombinieren und damit auch die Lebensmittel innerhalb der Kategorien. Das bedeutet praktisch: Du kommst ausgehend von deinen Vorlieben und Geschmäckern, gehst sozusagen mit Lieblingslebensmittel A über gern-gemochtes-Lebensmittel B, und landest schließlich bei einer intuitiven und passenden Mahlzeit für dich im Alltag.

Wir bauen zusammen eine Mahlzeit

Damit du den Prozess dieser Methode gemeinsam mit mir durchleben kannst, bauen wir dreimal zusammen eine Mahlzeit auf.

- ✓ Diese Mahlzeit bauen wir zuerst exemplarisch für die Wohlfühlernährung. Dadurch wird das Prinzip für dich klar und deutlich.
- ✓ Anschließend bauen wir diese Mahlzeit noch einmal, aber dann für den Fall, dass du abnehmen möchtest.
- ✓ Und wir bauen die Mahlzeit ein drittes Mal im übernächsten Abschnitt, für den Fall, dass du zunehmen möchtest.

Dann bist du bestens gewappnet, um für deinen gewünschten Fall loszulegen. Zusätzlich gebe ich dir in den entsprechenden Abschnitten auch gezielte Tipps für deinen persönlichen Wunsch - falls du noch nicht ganz zufrieden mit deinem Gewicht bist und schneller etwas verändern möchtest. Du bekommst daher spezielle Ratschläge, sofern du gezielt abnehmen möchtest, oder gezielt zunehmen möchtest. Beide Fälle basieren aber auf der Wohlfühlernährung und der allgemeinen Anleitung. Es bedarf hier nur kleiner Anpassungen, die keinen Mehraufwand für dich bedeuten. Jedoch werden diese dich ein großes Stück näher zu deinem Ziel bringen.

Auch wenn du hier alle Voraussetzungen hast, sofort mit deiner Ernährung loszulegen, möchte ich dir empfehlen, zuallererst die Wohlfühlernährung für mindestens zwei Wochen anzuwenden. Sozusagen zum eingrooven. Ich werde dir weiter unten noch einige Worte dazu mitgeben. Hier kann ich dir schon verraten, wenn dieser erste Schritt getan ist, dann normalisieren sich deine Regulationsmechanismen und du bist bereit für die Herausforderung. Dieses Vorgehen macht dir den Einstieg um einiges einfacher und erhöht die Chancen immens, dass du dein Ziel, abzunehmen oder zuzunehmen, so wie du es dir wünscht, auch tatsächlich erreichst.

Im letzten Abschnitt thematisiere ich die Zubereitung der Speisen und Mahlzeiten. Diese Hinweise sind essentiell für deine Wohlfühlernährung. Das hier ist kein klassisches Kochbuch! Dieses Buch soll dich selbst befähigen, deine Ernährung nachhaltig in die Hand zu nehmen. **Letztlich wirst du komplett unabhängig von Rezepten und Input von außen sein.** Im Alltag wirst du dir deine Gerichte und Mahlzeiten mit Hilfe dieser Ampel zusammenstellen. Mitsamt aller Zubereitungs-Kniffe der pflanzlichen Protein-Power.

<u>Deine Challenge und die ganz persönliche Gruppe von Mitstreitern</u>

Damit möchte ich mich dann aber noch nicht verabschieden. Um deine Motivation ganz und gar beim Schopfe zu packen, **biete ich dir einen komplett kostenlosen Begleitkurs zu diesem Buch an**. Dieser Online-Videokurs zielt noch mehr auf die praktische Anwendung dieser Methode im Alltag ab. Er ist für dich, als Leser dieses Buches, die perfekte Ergänzung. Zusätzlich bietet der Kurs neben nützlichem Material und Handouts auch kleine Übungen und Challenges, die dich herausfordern, das Gelesene, Gelernte und Erwünschte auch umzusetzen und zu erfahren.

Du bekommst zum Beispiel ein How-to-Guide mit 7 Lieblingsrezepten von mir. Diese gestalten wir darin komplett zusammen und ich nehme dich mit in die Küche, von A bis Z. Alle Mahlzeiten und Snacks innerhalb des Guides sind mit der Anleitung und der Ampel der Methode erstellt worden und können so optimal von dir nachvollzogen werden. Dieser Guide ist Teil des Kurses, die perfekte Starthilfe auf deinem Weg zu einer protein-optimierten, pflanzlichen Ernährung. Wenn du eine nachhaltige und gesunde Ernährung möchtest die Spaß macht, sowieso.

Den Link zum Kurs bekommst du am Ende dieses Kapitels zur Verfügung. Wenn du diesen Kurs mitmachst und dabei bist, dann wirst du die Vorteile dieser Ernährung nicht nur theoretisch kennen, sondern sie am eigenen Leibe erfahren. Und damit steht deiner zukünftigen Wohlfühlernährung nichts mehr im Wege.

Ein weiterer Anstoß, der den Stein für dich ins Rollen bringt, ist die für dich eingerichtete Gruppe auf Facebook. **Eigens für dich und andere Mitstreiter der pflanzlichen Protein-Power habe ich eine Gruppe für Gleichgesinnte etabliert**. Ich werde diese Community begleiten und häufig für Fragen und Gedanken zur Verfügung stehen. Ich möchte dir damit den besten Kickstart geben, der möglich ist! Den Zugang findest du ebenfalls am Ende dieses Kapitels.

Die Ampel

Die Zuordnung der Lebensmittel zu den Ampelfarben Grün, Gelb und Rot erfolgt nach einem bestimmten Prinzip. Damit du schließlich nur an die Farbe denkst und sofort weißt, was zu tun ist. Die Farben werden so eingesetzt, wie du es aus dem Straßenverkehr kennst. Nach der Einführung der Farben findest du hier auch den Lebensmittel-Pool, um dich gleich mit ihm vertraut zu machen.

Grün - Das Herz der Ernährung - Nährstoffe pur

Grün heißt freie Fahrt! **Alle Lebensmittel in dieser Kategorie haben eine hohe Nährstoffdichte und eine geringe Energiedichte**. Das heißt für eine Kalorie bekommst du eine Menge Nährstoffe! Genau umgekehrt wie bei den meisten Lebensmitteln in der roten Kategorie, die für eine Kalorie relativ wenige oder fast keine Nährstoffe bieten. Darum solltest du Grün jeden Tag reichlich verspeisen.

Grün:

- **bietet viele Vitamine, Mineralstoffe und sekundäre Pflanzenstoffe;**
- **ist Gemüse und Obst, der Hauptteil deiner Ernährung. Dazu gehören auch Wurzelgemüse, Kräuter und Tee (Grün und Kräuter) und Wasser;**
- **ist nicht nur grün, sondern heißt auch: Iss den Regenbogen! Je bunter, desto besser. Die Vielfalt macht die Musik und versorgt dich mit allem, was du brauchst;**
- **enthält keine verarbeiteten Lebensmittel. Eine Daumenregel in diesem Kontext besagt: Je weniger Arbeitsschritte von Ernte zu Mund, desto besser;**
- **enthält auch Gekeimtes und Gewürze.**

Grün macht dich satt! Diese Farbe ist da, um deinen Bauch zu füllen. Außer von bestimmten Obst- und Gemüsesorten, die besonders stärke- oder zuckerreich sind, kannst du hier nicht zu viel essen. Insbesondere grüne Gemüsearten kannst du ohne Hemmung konsumieren, denn sie sind besonders energiearm und nährstoffreich.

Viele Lebensmittel aus der Kategorie Grün sind auch tiefgefroren erhältlich. Das kann im Alltag sehr praktisch sein. Das tolle dabei: **Dieses tiefgefrorene Gemüse enthält nicht unbedingt weniger Nährstoffe**. Der Nährstoffgehalt kann hier sogar besser sein, weil das Gemüse direkt nach der Ernte eingefroren wurde. Frisches, ungefrorenes Gemüse muss einen langen Transportweg und eine lange Lagerung über sich ergehen lassen. Das geht nachweislich auf Kosten der Nährstoffe [257].

Grün enthält alle Obstsorten. Obst ist immer gut! Es gibt aber Obstsorten, die relativ viel Zucker haben. Andere wiederum haben kaum Zucker und können dementsprechend großzügiger verspeist werden. Wir ziehen die imaginäre Linie bei 10 g Zucker je 100 g Frucht. Zu den Sorten, die immer und viel gegessen werden können, gehört insbesondere die Gruppe der Beeren. Sehr zuckerhaltig sind zum Beispiel Ananas oder Mango.

Gelb - Die Basis - Power und Protein

Gelb liefert dir Protein und Energie. Die Lebensmittel in dieser Kategorie haben eine mittlere bis hohe Nährstoffdichte und eine mittlere bis hohe Energiedichte. Du wirst hier mit vielen Ballaststoffen versorgt. Getreide und Hülsenfrüchte besitzen ausgesprochen viele Mineralstoffe. Auch unentbehrliche Fette und Aminosäuren wirst du hauptsächlich aus dieser Ampelfarbe beziehen. Darum sollte Gelb jeden Tag verspeist werden, je nach enthaltener Energie aber in Maßen.

Gelb:

- **liefert den Großteil deines Proteins**;
- **liefert Energie und nachhaltig Power durch komplexe Kohlenhydrate**;
- **enthält Getreide, Pseudogetreide, Hülsenfrüchte und den Proteinkick**;
- **bringt auch Fette mit Nüssen, Nussmusen, Samen und Öl**;
- **hat Genußmittel wie manche Gewürze, Fermentiertes, Kaffee und manche Süßungsmittel**;
- **enthält wenig verarbeitete Lebensmittel.**

Protein, Energie und nachhaltige Power durch komplexe Kohlenhydrate sind in Gelb vereint. Der Grund: Bei pflanzlicher, unverarbeiteter Nahrung kommen Kohlenhydrate und Protein stets verbunden vor. Gelb enthält Quellen für komplexere, langsame Kohlenhydrate mit niedrigem glykämischen Index, Protein aus Getreide, Hülsenfrüchten, Knollenfrüchten, Tofu, Saitan und gesunde Fettquellen aus Nüssen und Samen.

Die Kategorie Gelb besitzt Unterkategorien, die dir deine Kombinationsmöglichkeiten verdeutlichen. Auf diesem Weg wird es intuitiv für dich, die passenden Lebensmittel auszusuchen um letztlich bei einer optimierten Proteineinnahme zu landen. Kombiniere dich fit, frisch und gesund.

Die Basis deines Proteinbedarfs deckst du über die **Unterkategorie Getreide** und **Unterkategorie Hülsenfrüchte**. Durch die von Natur aus meist komplementären Aminosäuremuster von Getreide und Hülsenfrüchten sind beide Unterkategorien perfekt für deine Kombinationen geeignet. Dadurch ergeben sich über den Tag stets komplette Aminosäuremuster- und damit deine optimale Proteinversorgung.

In Sachen Kohlenhydrate bevorzugt Gelb meistens die komplexe Kohlenhydratquelle: Vollkorn und unverarbeitet. Weißmehl ist am stärksten verarbeitet und steht darum in Kategorie Rot der Ampel.

Je weniger Aufwand betrieben wurde, bevor das Lebensmittel zu dir kam, desto besser.

Durch die **Unterkategorie Proteinkick** bekommst du die Extraportion Protein. Dort sind Lebensmittel enthalten, die besonders viel Protein beisteuern. Diese können zur Optimierung des Proteinkonsums eingesetzt werden und werden dir für den letzten Protein-Schliff gute Dienste leisten.

Die Unterkategorie Nüsse und Samen ist wichtig für gesunde Fette, Mineralstoffe und Ballaststoffe. Nüsse und Samen sind wahre Nährstoff- und Energiebomben. Sie enthalten viele unentbehrliche Fette und Vitamine. Weil sie so viel Energie haben, solltest du sie nicht im Übermaß konsumieren. Walnüsse, eingeweichte oder gemahlene Leinsamen oder Chiasamen bieten sich für die tägliche Deckung deines Omega-3-Bedarfs an.

Die letzte **Unterkategorie** in Gelb sind die **Öle**. Diese sind per se verarbeiteter Natur und grundsätzlich sind Öle in der natürlichen Form, also als Samen und Nüsse, vorzuziehen. Aufgrund des hohen Omega-3-Gehalts bieten sich in erster Linie Leinöl, Hanföl und Rapsöl an. Wenn das Öl ohne Erhitzen und rein mechanisch gewonnen wurde, bist du auf der sicheren Seite. Diese nativen, unbehandelten Öle sollten nie erhitzt, nicht zu lange der Umluft ausgesetzt (Deckel drauf!) und wenn es geht, kühl gelagert werden. Sie sind sehr anfällig für Oxidation und „ranzig werden“ [258,259]. Falls das passiert, schmeckt das Öl nicht mehr und kann sogar schlecht für dich sein [260]. Außerdem ist Olivenöl immer gut in der Küche - am besten kaltgepresst und kalt verspeist. **Zum Braten oder Kochen bieten sich ausgewiesene Bratöle an, die einen hohen Anteil der unempfindlicheren Ölsäure aufweisen**.

Fermentierte Lebensmittel sind Teil von Gelb und sehr gesund [261]. Die fermentierenden Mikroorganismen bereiten Nährstoffe auf und fügen sogar neue hinzu. Sauerkraut oder Kimchi können beinahe jede deiner Mahlzeiten wunderbar bereichern.

Rot - Die Kür

Rot enthält Lebensmittel mit einfachen und schnellen Kohlenhydraten, viel Zucker, Geschmacksverstärkern, Konservierungsmitteln und generell viel Energie. Diese Lebensmittel wirken meist stark auf die Insulinausschüttung. Zusätzlich sind sie oft verarbeitet und haben nicht (mehr) viele Nährstoffe. Die Lebensmittel in Rot haben also eine niedrige bis mittlere Nährstoffdichte und eine hohe Energiedichte, daher oft auch eine ungünstige Zusammensetzung. Rot sind Lebensmittel, die einen kleineren Teil deines täglichen Speiseplans stellen sollten.

Rot:

- **enthält Öle, die nicht sehr vorteilhaft sind**;
- **bringt Kohlenhydrate mit hohem glykämischem Index wie Trockenobst oder Weißmehlprodukte**;
- **enthält Salz und Alkohol**;
- **bringt verarbeiteten Süßkram, der manchmal als Snack oder Dessert herhalten muss.**

Die Kategorie Rot ist wichtig, um dir deine Freiheit zu lassen. Lebensmittel, die sich nicht unbedingt immer positiv auf deine Gesundheit auswirken, sind mit eingeschlossen. Du musst keine Regel brechen oder etwas „schlechtes" tun. Nein, **Rot ist Teil dieser Methode und sogar ein wichtiger! Er erlaubt dir frei zu sein und intuitiv deiner Ernährung und deinen Vorlieben zu folgen**.

Im nächsten Abschnitt siehst du, welchen Anteil die einzelnen Farben auf deinem Teller einnehmen sollten. Wenn Rot laut Ampel ein Fünftel deines Tellers einnimmt, dann ist das natürlich kein Muss für jede Mahlzeit, die du gestaltest. Rot muss kein grundsätzlicher Teil deiner Mahlzeit sein. Du kannst deine Mahlzeit mit Grün und Gelb optimal gestalten. Rot kannst du dir für den Nachtisch oder einen anderen Tag aufheben. Wie es dir am besten passt.

Lebensmittel, die nicht in der Ampel enthalten sind

Es gibt auch Lebensmittel, die du aufgrund ihrer potentiell nachteiligen Wirkung auf deine Gesundheit nur selten oder am besten gar nicht verzehren solltest. Sie bilden die Ausnahme innerhalb deiner Wohlfühlernährung. Die Ampel enthält mit den drei Kategorien Grün, Gelb und Rot alle Lebensmittel, die 95 % und mehr deiner Ernährung ausmachen sollen. Darum sind Lebensmittel aus folgenden Gruppen nicht mit aufgenommen:

- Transfett-reiche Convenience Produkte wie Backwaren, Fertiggerichte oder Fastfood;
- Produkte mit sehr vielen Zusatzstoffen;
- Produkte mit viel raffiniertem Zucker (brauner, weißer, Fruktose, Glukose-Fruktose etc.) ;
- Frittiertes und sehr stark angebratenes;
- tierische Produkte;
- Süßstoffe.

All diese Produktgruppen sind deiner Gesundheit wahrscheinlich abträglich [38,262–265]. Wie der Alltag aber manchmal so abläuft, rutschen auch mal Lebensmittel aus dieser Kategorie in den Speiseplan. Oder haben im Moment sogar einen festen Platz darin. Falls das nur selten passiert, ist das kein Beinbruch. Du sollst nicht das Gefühl einer Restriktion oder Einschränkung haben.
Vielmehr kannst du die Vielfalt und den Reichtum von Grün, Gelb und Rot feiern und damit spielen! Darin liegt der absolute Schwerpunkt der pflanzlichen Protein-Power. Du wirst dir dieses Reichtums bewusst und bist vollkommen eingetaucht in die Welt der pflanzlichen und natürlichen Lebensmittel. Dann spielt auch die Autoregulation eine gewichtige Rolle. Sobald du hier eingespielt bist, entwickelst du gesunden und natürlichen Appetit und Hunger. Deine Intuition erledigt den Rest. Und du brauchst keine strenge Restriktion.

Auch Süßstoffe stehen auf dieser Liste und werden ausgespart. Süßstoffe führen meist zu einer merklichen Insulinabgabe, ganz entgegen der gängigen Behauptung. Manche Süßstoffe stehen zudem im Verdacht, krebserregend zu sein oder andere nachteilige Auswirkungen auf die Gesundheit zu haben. Eine Aufsehen erregende Studie im Fachblatt "Nature" konnte sogar zeigen, dass Süßstoff das Mikrobiom im Darm verändert und zu Glukose-Intoleranz führen kann [266]. Aus diesen Gründen empfiehlt die Methode, auf Süßstoffe im Alltag zu verzichten und diese nur in Ausnahmefällen zu konsumieren.

Du hast ohne Zweifel die Möglichkeit, eine ausgewogene, leckere und auch mal süße Ernährungsweise zu leben, ohne auf Süßstoffe angewiesen zu sein. Als alternative Süßungsmittel bieten sich Stevia, Erythrit oder Xylit an, wie sie in Gelb gelistet sind.

Was aber, wenn ich sehr viele Fertigprodukte und tierische Produkte konsumiere? Die sind in der Ampel ja kaum bis gar nicht enthalten?

Es kommt natürlich auch darauf an, aus welcher Richtung du kommst. **Die Ampel ist der optimale Fall und die Vision am Horizont, zu der wir uns alle hinbewegen. Isst du sehr viele verarbeitete Produkte und gerne zuckerreich, dann ist jeder Schritt in die neue Richtung optimal. Jeder Tausch eines solchen Lebensmittels gegen die Kategorie Grün und Gelb sind ein Erfolg und ein neuer Abschnitt. Und das solltest du auch feiern!** Denn dann hast du ein weniger nahrhaftes Lebensmittel, das dir potentiell nicht gut tut, gegen ein natürliches und nährstoffreiches ausgetauscht, welches dich letztlich einen großen Schritt näher zu deiner persönlichen Wohlfühlernährung bringt. Du fängst dann eben etwas weiter vorne an, wirst dadurch aber gleich zu Anfang sogar noch größere Erfolge feiern.

Also lass dich von dieser „perfekten“ Liste oder Ampel nicht abschrecken. Jeder Schritt und jedes Engagement von dir zählt. Es geht nicht darum, von heute auf morgen die perfekte Ernährung zu erschaffen, wenn diese viele Jahre nicht da war. Es kann zwar sein, dass dir der Ansatz „alles oder nichts“ weiterhilft, und ein sofortiger und gänzlicher Austausch sogar leichter fällt.

Das liegt aber in deinem Ermessen und so gut kennst du dich sicher selbst. Spätestens mit dem Online-Begleitkurs hast du die Chance, es selbst auszuprobieren. In der Facebook-Gruppe kann ich dir zusätzlich unter die Arme greifen.

Wenn du aus einer Ernährung kommst, die viele tierische Produkte enthält, dann gilt für dich Ähnliches. Tierische Produkte sind ebenfalls nicht in der Ampel enthalten. Ich möchte dir zwar eine rein pflanzliche Ernährung nahelegen, dennoch ist dieser Wandel manchmal natürlich nicht ganz so einfach. Anstatt tierische Produkte also völlig außen vor zu lassen, habe ich mich entschieden, sie hier zu erwähnen. Ideal ist, wenn du tierische Produkte am Ende des Tages so wenig wie möglich konsumierst. Es kommt aber wieder darauf an, wo du herkommst. Jeder Schritt in die neue Richtung ist ein wichtiger und großer. Und auch einer, den du feiern solltest! Denn du tust dir, der Umwelt und vielen Lebewesen etwas Gutes damit.

Ich denke, wenn du den Wunsch hast die pflanzliche Protein-Power kennenzulernen und auszuprobieren, dann ergibt sich der Austausch der Lebensmittel bei dir automatisch. Du wirst sicher auch Lebensmittel haben, die dir nicht so wichtig sind und auf die du von jetzt auf nachher einfach verzichten kannst. Das ist die Gruppe, die du wohl als erstes gegen Lebensmittel aus hauptsächlich Grün und Gelb austauschen wirst. **Das ist ein sagenhafter Schritt, der dich immens voran bringt!** Im weiteren Verlauf findest du immer mehr Gefallen an deiner neuen Ernährung, den Vorteilen daran und deinem neuen Lebensgefühl. So kannst du es schaffen, nach und nach deine tierischen Lebensmittel gegen pflanzliche auszutauschen.

Anfangs kann es für dich einfacher sein, deine tierischen Produkte durch pflanzliche „Nachbauprodukte" auszutauschen. Also pflanzliches Schnitzel oder pflanzliche Wurst. Aus Erfahrung ist das ein Weg, den schon viele Menschen gegangen sind und der auch funktioniert. Sei dir nur bewusst, dass das keine absolut nachhaltige Lösung ist, denn verarbeitet bedeutet nie gut oder gesund.

Vielleicht bist du auch eher der sehr konsequente Typ, dann steht einem sofortigen Austausch von tierisch gegen pflanzlich nichts im Wege. Auch der Kurs begleitet dich hierbei. **Selbst wenn dieser unmittelbare Austausch drastisch erscheint, ein großer Vorteil dabei ist: die Gelüste und das Verlangen nach nicht mehr erwünschten Lebensmitteln verschwinden deutlich schneller.** Wo du auch herkommst und wie du voran gehst: Du solltest jeden Schritt in Richtung deiner Wohlfühlernährung zelebrieren.

Tabelle 1 Der Lebensmittel-Pool

Grün			
Obst	Apfel Ananas Banane Birne Brombeere	Erdbeere Grapefruit Granatapfel Heidelbeere Himbeere	Honigmelone Johannisbeere Kaki Kiwi Limette
Gemüse	Artischoke Aubergine Blumenkohl Brokkoli Chicoree Chinakohl Edamame Fenchel Grüne Bohne Grünkohl	Gurke Karotte Kohlrabi Kürbis Lauch Lauchzwiebel Mairübe Mangold Okraschote Pak Choi	Paprika Pastinake Peperoni Petersilienwurzel Pilze (wie: Austernsaitling Champignon Kräutersaitling Morchel Pfifferling
Gekeimtes Sprossen	Alfalfa Bambus	Brokkoli Brunnenkresse	Dinkel Linsen
Gewürze Kräuter	Apfelessig Curry Ingwer	Kardamom Knoblauch Koriander	Kreuzkümmel Kurkuma Kümmel

Tabelle 1- Fortsetzung

Grün

Obst	Mandarine Mango Mirabelle Nektarine Orange	Pfirsich Pflaume Physalis Preiselbeere Quitte	Rhabarber Sauerkirsche Stachelbeere Süßkirsche Wassermelone	Weintrauben Zitrone
Gemüse	Shiitake Steinpilz) Radieschen Romanesco Rosenkohl Rote Beete Rotkohl Salat (wie: Batavia Eichblatt	Eisberg Endivie Feldsalat Kopfsalat Löwenzahn Radiccio Rucola Salatherzen) Schallotte Schwarzwurzel	Sellerie Stange Sellerie Knolle Spargel Spinat Spitzkohl Steckrübe Tomate Topinambur Weißkohl Wirsing	Zucchini Zukerschoten Zwiebel
Gekeimtes Sprossen	Mungo Radieschen	Rettich Weizen	etc	
Gewürze Kräuter	Muskat Nelken Petersilie	Pfeffer Piment Senfkörner	Vanilleschoten Zimt	

Tabelle 1- Fortsetzung

Gelb			
Getreide Pseudo- Sonstige	Amarant Brot (wie: Vollkorn Sauerteig)	Buchweizen Bulgur Dinkel Gerste	Grünkern Haferkorn Haferflocke Haferkleie
Hülsenfrüchte	Bohnen (wie: Brech Dicke Fava	Gefleckte Kidney Lima Mungo	Pinto Rote Weiße Schwarze
Proteinkick	Saitan Sojageschnetzeltes	Sojaquark Tempeh	Texturiertes Soja Tofu (wie:
Nüsse Samen Muse	Cashew Chia	Erdnuss Kürbiskern	Leinsamen Mandeln
Öle	Hanföl	Leinöl	Olivenöl
Gewürze Kräuter	Chili Hefeflocken	Kakao	Kapern
Fermentiert	Kimchi	Kombucha	Miso
Kaffee Tee Milch ungesüßt	Grüntee Kaffee	Pflanzenmilch, wie Hafer	Mandel Reis
Süßungsmittel	Erythrit	Stevia	Xylit

Tabelle 1- Fortsetzung

Gelb				
Getreide Pseudo- Sonstige	Hirse Kartoffeln festk. Knäckebrot Mais	Quinoa Pasta al dente Pumpernickel Reis (wie:	Natur Wild) Roggen Weizen	Yamswurzel
Hülsenfrüchte	Wachtel) Erbse Kichererbse Linsen (wie:	Beluga Gelbe Rote Schwarze	Teller) Pasta, aus: Bohnen Linsen	Süßlupine
Proteinkick	Natur Räucher	Seiden		
Nüsse Samen Muse	Olive Paranuss	Pekannuss Sesam	Sonnenblume	Walnuss
Öle	Rapsöl			
Gewürze Kräuter	Nori Alge	Senf	Sojasauce	Wakame Alge
Fermentiert	Sauerkraut	Sauerteig		
Kaffee Tee Milch ungesüßt	Soja Schwarztee			
Süßungsmittel				

Tabelle 1- Fortsetzung

Rot			
Alkohol	Bier	Wein	Schnaps
einfache Kohlenhydrate	Brot, wie Brötchen Laugen	Mischbrot Weißbrot Bulgur Instant	Couscous Instant Gepopptes: Amaranth
Verarbeitetes	Säfte, wie Apfelsaft	Fruchtsaft Orangensaft	Mehle, wie Kichererbsen
Convenience	Fertiggerichte		
Süßung	Agavendicksaft	Ahornsirup	Melasse

Du suchst deine Wohlfühlernährung und bist mit deinem Gewicht zufrieden

Die Ampel der Wohlfühlernährung

Hier bist du richtig, wenn du mit deinem Körpergewicht zufrieden bist, aber die pflanzliche Protein-Power leben möchtest, um deine Wohlfühlernährung zu finden. **Dabei spielt es keine Rolle, ob du schon vegetarisch oder rein pflanzlich lebst, oder ob du aus einer Mischkost kommst und dich pflanzlicher ernähren möchtest.** Nimm die Ampel als Ideal und nähere dich diesem über einzelne, gefeierte Schritte an.

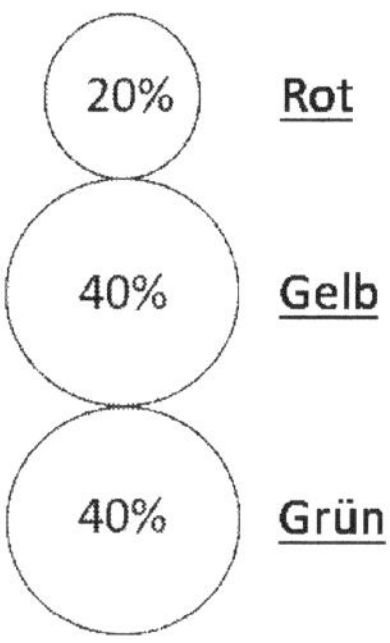

Abbildung 2 Die Ampel der Wohlfühlernährung

Wenn du mit deinem Gewicht zufrieden bist, dann empfehle ich dir eine 40-40-20 Nutzung der Ampel. Das heißt deine Aufteilung der Lebensmittel über den Tag setzt sich aus 40 % Grün, 40 % Gelb und 20 % Rot zusammen. Die Mengenverhältnisse beziehen sich auf das Volumen. Also das, was du mit deinem Auge erfassen kannst. Wenn du dir den Teller einer durchschnittlichen Mahlzeit vorstellst, dann hast du darauf über ein Drittel Grün, über ein Drittel Gelb und ein Fünftel Rot.

Nicht jeder Teller muss so aussehen. Die Ampel eignet sich optimal, um Mahlzeiten komplett und mit Leichtigkeit aus Grün und Gelb zusammenzustellen. Falls du allerdings Lust auf bestimmte Lebensmittel hast, die sich nicht in Grün oder Gelb befinden, dann gehe dieser Lust nach.

<u>Das Prinzip der Wohlfühlernährung ist nicht Restriktion, sondern Intuition</u>

Es geht um dich und deine Bedürfnisse! So komplex und einzigartig du bist, so ist auch deine intuitive Ernährung. Wenn du 80 % deines Tellers oder deiner Ernährung mit Lebensmitteln aus Grün und Gelb deckst, dann pendeln sich Appetit und Hunger auf natürliche Art und Weise ein, denn deine Autoregulation funktioniert. Und du wirst vollkommen zufrieden damit sein, Lebensmittel aus Rot zur Verfügung zu haben, aber nicht zu jeder Mahlzeit zu konsumieren. Sobald du einmal angekommen bist und dich mit dieser natürlichen Ernährung eingelebt hast, kann es sogar sehr gut sein, dass dir Snacks und Desserts, die Grün und Gelb entspringen, vollkommen ausreichen, um deinen Appetit zu befriedigen.

Theoretischer Proteinbedarf in der Wohlfühlernährung

In der Wohlfühlernährung nimmst du so viele Kalorien zu dir, wie du brauchst. Du wählst deine Lebensmittel und Speisen intuitiv und nach deinen Vorlieben aus - mit Hilfe der Ampel, die ich dir an die Hand gebe. Du wirst dich satt essen, dich wohl fühlen und automatisch deine Proteinzufuhr optimieren.

Insgesamt ist dein Proteinbedarf schwer zu pauschalisieren, denn er hängt von vielen Faktoren ab. Weil Protein für zahlreiche Vorgänge in deinem Körper benötigt wird, nehmen diese ganzen Vorgänge folgerichtig auch Einfluss auf deinen Gesamtbedarf an Protein.

Zu diesen Faktoren gehören deine Gesundheit, dein Immunsystem, Alter, Körperkomposition oder Anteil an Muskelmasse, deine persönlichen Ziele bei der Ernährung und dein Level an Aktivität. Dabei spielt es eine Rolle, welche Aktivität, wie intensiv diese ist und wie lange und oft du diese ausführst. Es gibt also kein Schwarz und Weiß, es kommt immer auf dich selbst an.

Die Methode setzt voll auf deine Autoregulation. Auf dein natürliches Gespür und deinen natürlichen Appetit. Wie du schon gesehen hast, besitzt du ganz ausgefeilte Regulationsmechanismen, mit welchen dein Körper für genug Nährstoffe sorgt.

Die grundlegende Voraussetzung für eine funktionierende Autoregulation ist eine breite Auswahl an naturbelassenen und vollwertigen Lebensmitteln. Dann funktionieren auch dein Appetit und dein Hungergefühl richtig und deinen Bedürfnissen entsprechend. Diese breite Auswahl an Lebensmitteln bekommst du mit diesem letzten und praktischen Teil des Buches in die Hand.

Wie genau läuft das jetzt ab mit dem Protein? Die offiziellen Empfehlungen zu Protein stehen meist in Relation zu deinem aktuellen, tatsächlichen Körpergewicht. Also: Bei einem Eigengewicht von 80 Kilogramm bedeutet eine hypothetische Empfehlung von 1,2 g (je Kilogramm Körpergewicht) letztlich einen Gesamtbedarf von 96 g Protein je Tag.

In der Wohlfühlernährung leiten dich dein Appetit und dein Hunger an, soviel zu essen, dass du satt wirst. Du nimmst also die für deine Größe, dein Gewicht, deinen Energieverbrauch und dein Betätigungslevel richtige Menge an Kalorien oder Energie auf. **Das tust du intuitiv und selbstbestimmt. So, wie es Menschen vor unserer heutigen Zeit der Kalorienrechner und Rezeptflut und auch alle anderen Lebewesen seit jeher taten.**

Das hört sich für dich vielleicht wagemutig oder fremd an, doch eigentlich ist es das Natürlichste der Welt. Da deine Auswahl der Lebensmittel der Ampel entspringt und du dich an die Anleitung zur Ampel hältst, wirst du auf diesem Weg zwangsläufig bei der richtigen, optimierten Menge Protein herauskommen. Nebenbei kannst du auf diesem Weg Milch, Fleisch und Ei optimal ersetzen.

Als Normalgewichtiger liegt dein empfohlener Bereich für den Erhalt, also eine Art Gleichgewicht, bei 1,2 bis 1,8 g Protein [156,188,267–269]. **In diesem Bereich profitierst du am ehesten von der Schnittmenge aller Vorteile, die pflanzliches Protein bieten kann.**

Je weniger Körperfett du besitzt, desto mehr Sinn macht es, dich im höheren Bereich der angegebenen Empfehlungen zu probieren. Aber keine Sorge, diese Zahlen stehen hier nur zur Einordnung oder falls du einmal für dich selbst nachrechnen möchtest. In der Praxis kommst du sehr gut ohne Rechner und Zahlenspiel zu Rande. Die Empfehlungen für dich und die Nutzung der Ampel sind so ausgelegt, dass du automatisch in diesem Bereich rangierst.

Mahlzeit gestalten - so gehst du vor!

Schauen wir uns das Ganze doch einfach anhand einer Beispielmahlzeit an, die wir zusammen basteln. **So kannst du mir live über die Schulter schauen, wie du am besten deine optimale Mahlzeit zusammenstellst**. Auch wenn du abnehmen oder zunehmen möchtest, ist diese Beschreibung hier ein guter Startpunkt, um nachher mit den spezifischen Tipps in den folgenden Abschnitten deine Ernährung anzupassen.

Es ist super einfach und simpel. Kurz noch bevor es losgeht: Vielleicht denkst du gerade zu Beginn dieser für dich neuen Ernährungsform schon ein paar Minuten vor dem großen Hunger an deine Mahlzeit und die Zusammenstellung. Zu großer Hunger, da spreche ich auch aus eigener Erfahrung, führt meist zu einer Option, die vor allem leicht und schnell zu machen ist - die aber unter Umständen nicht mehr so gesund ist. Das ist so ähnlich wie beim Einkaufen mit großem Hunger. Der Einkauf gerät dann leicht aus der Bahn, sieht auf dem Band ganz anders aus als eigentlich geplant war und enthält oft mehr verarbeitete und schneller zubereitete Mahlzeiten.

In Bezug auf die Zubereitung und die Vorbereitung werde ich dir im Anschluss an die Ampel-Anleitung noch einige Tipps mit auf den Weg geben. Jetzt legen wir erst einmal los mit dieser Mahlzeit.

Zubereitung einer Bowl

Heute wird es eine „Bowl“ geben. Bowl heißt übersetzt nichts anderes als Schüssel oder Schale. Bowl bezeichnet häufig eine relativ frei gestaltete Mahlzeit, die viele verschiedene, natürliche Zutaten enthält. Es ist so ähnlich, wie eine Handvoll verschiedene und einfache Gerichte auf dem gleichen Teller zu haben. Dabei kannst du darauf achten, dass diese einzelnen Speisen gut zueinander passen. Da es aber nichts gibt, was der Geschmack nicht kennt, gibt es hier keine Grenzen für dich. Darum ist so eine Bowl super flexibel zu jeder Tageszeit und für jegliche Gelüste hervorragend einsetzbar.

Bowl oder vor allem Schüssel oder Schale auf Deutsch hört sich sehr groß an. Das könnte der Tatsache geschuldet sein, dass häufig ein ansehnlicher Anteil Rohkost oder Gemüse mit auf dem Teller ist- und demnach ein kleiner Teller für eine Mahlzeit mit so viel Volumen nicht ausreicht. Oder es ist einfach ein Ding der Ästhetik. So oder so, eine Bowl ist im Handumdrehen zusammengestellt.

Wir legen los bei Gelb

Hier ist meist ein guter Startpunkt, denn Gelb ist essentiell für deine Energie und dein Protein und die Basis für jede vollwertige Mahlzeit mit Protein-Power. **Oft ergibt sich nach der Auswahl der Kohlenhydrat- und Proteinquellen auch schon ein Muster, welches dir zur Inspiration der restlichen Mahlzeit dient.**

Dazu bedienst du dich zuerst bei Gelb -Getreide und Gelb-Hülsenfrüchte. Für unsere Bowl wählen wir heute Wildreis (Getreide) und Kichererbsen (Hülsenfrucht). Dabei habe ich schon Humus im Hinterkopf, den man aus Kichererbsen macht.

Wir haben heute auch Lust auf Knoblauch. Wenn du an die Ampel und den Anteil von Gelb denkst, ist dein imaginärer Teller mit diesen Zutaten ungefähr ein Drittel gefüllt.

Für den extra Proteinanteil bedienst du dich bei Gelb-Proteinkick. Du könntest den kompletten gelben Anteil (die 40 % laut Ampel) aber genauso gut mit Gelb-Getreide und -Hülsenfrüchte alleine füllen.

In unserer Bowl heute wollen wir etwas mehr Protein haben. Darum wählen wir Tofu. Vom (Teller-) Volumen her haben wir nun das gute Drittel, oder die 40 % Gelb voll.

Wie du im Lebensmittel-Pool siehst, gibt es noch Gelb-Nüsse und Samen und -Öle. Diese Unterkategorien ergeben sich meist von selbst, wenn der Rest schon steht. Wenn du weißt, was du möchtest, kannst du es auch gleich schon fest machen. Da wir Humus aus den Kichererbsen machen wollen, bieten sich etwas Sesam(mus) aus Gelb-Nüsse und Samen und ein Schuss Leinöl aus Gelb-Öle für das Dressing an. Hier solltest du daran denken dass Nüsse, Samen und Öle sehr viel Energie enthalten und darum bei der Dosierung mit Bedacht vorgehen.

Damit haben wir Gelb abgehakt. Du hast nun auf deinem Teller:

- **komplexe Kohlenhydrate (Wildreis und Kichererbsen);**
- **reichlich pflanzliches Protein mit einem kompletten Aminosäuremuster (Reis, Kichererbsen, Tofu und Sesam);**
- **das komplette Paket an Mineralstoffen wie Kalium, Kalzium, Eisen oder Magnesium (Sesam, Kichererbsen, Wildreis);**
- **und auch Omega-3 Fette (Leinöl).**

Jetzt kommt das Grün

Grün ist das Herz jeder Mahlzeit. Also nimm, was dein Herz begehrt! Mit Grün machst du deine Mahlzeit bunt, saftig und lecker. Am besten hast du ein paar verschiedene Farben dabei und etwas Grünes. Wir haben noch gelbe Paprika, Gurke, Babyspinat, Tomaten und Brokkoli im Kühlschrank. Warum also nicht? Das Prinzip einer Bowl ist Frische und Flexibilität. Frische, natürliche Lebensmittel passen allermeistens zusammen. Außer, deine persönlichen Vorlieben passen nicht dazu.

In diesem Fall harmoniert diese Auswahl aber optimal für uns. Das meiste davon werden wir Roh verspeisen.

Jetzt hast du drei verschiedene Farben auf dem Teller: gelb (Paprika), grün (Spinat und Brokkoli) und rot (Tomaten). Dazu eine Vielzahl von Vitaminen, Mineralstoffen und sekundären Pflanzenstoffen, mit deren Beschreibung ich den Rahmen dieses Buches bei weitem sprengen könnte. Dein imaginärer Teller ist jetzt zu gut dreiviertel voll, oder hat annähernd 80 % gemäß der Ampel.

Und Rot?

Im Moment sind wir so vollkommen zufrieden. Also brauchen wir nicht unbedingt etwas aus Rot. Diese Mahlzeit ist stimmig genug für uns. Etwas aus Rot dazuzunehmen, würde jetzt eher gezwungen wirken. Entweder wir nutzen diese übrigen 20 % des (Teller-) Volumens für einen kleinen Nachtisch mit Trockenfrüchten oder dunkler Schokolade, nehmen den Anteil für etwas mehr gepufften Amarant im Frühstück oder ergänzen einfach mehr von Kategorie Grün oder Gelb, um auf die 100 % zu kommen. Da wir noch recht viel Babyspinat haben, der verbraucht werden sollte, gibt es einfach eine Portion mehr Spinat in dieser Mahlzeit. Dazu auch die ganze gelbe Paprika, die ziemlich groß ist. Alles was jetzt noch kommt ist für die Würze, den Geschmack, die Bindung, die Sauce.

Sauce, Würze, Bindung

Gerade am Anfang, wenn du auf diese natürliche Ernährungsform umstellst, wirst du dir vielleicht denken, dass sich das ziemlich trocken anhört. Meist erledigt sich das beim Essen aber von alleine, denn die meisten Zutaten sind von Natur aus ziemlich saftig.

Wenn du für noch mehr Harmonie und Saftigkeit sorgen möchtest, dann baust du dir ein leckeres Dressing oder eine leckere Sauce aus dem Lebensmittel-Pool zusammen. Nutze frische Kräuter, Dips und Zutaten nach Belieben und mach' dir deine Mahlzeit perfekt!

Schon ein paar einzelne Samen, Nüsse oder gehackte Kräuter oder ein paar Spritzer Dressing oder Zitrone können einen wunderbaren Effekt haben. Heute haben wir schon Humus aus Kichererbsen, Sesammus, Knoblauch und Leinöl. Das ist wunderbar und reicht eigentlich schon. Ein leckeres und leichtes Dressing aus Apfelessig, Olivenöl, frischer Petersilie und Zitrone passt aber über fast jedes Gemüse und ist lecker. Generell gilt das stets für über die Mahlzeit gesprenkelte Zitrone oder Limette.

Für den persönlichen Kick wählen wir außerdem Sauerkraut aus der Beilagen- und Würzecke. Wir stehen gerade total auf Sauerkraut. Keine Ahnung warum, aber wir lieben es im Moment. Vor allem seit wir entdeckt haben, dass es Bio-Sauerkraut aus dem Glas gibt und man das direkt da rausessen kann - vorzüglich! Also bekommt unsere Bowl einen großzügigen Esslöffel Sauerkraut spendiert. Du siehst, du kannst spielerisch heraussuchen, auf was du im Moment am meisten Lust hast. Und dabei sämtliche Konventionen links liegen lassen.

Bevor ich noch einige Worte zur Zubereitung verliere, schauen wir uns einmal an, wie unsere Bowl jetzt aussieht:

- **Wir haben Wildreis, getoppt mit gebratenem Tofu und einem stattlichen Haufen Humus;**
- **Als weitere warme Komponente neben dem Reis haben wir einige Stücke Brokkoli;**
- **Dazu einen Salat aus Babyspinat-Blättern;**
- **Paprika, Tomaten und Gurke finden schlicht dazwischen ihren Platz auf der Bowl;**
- **Ein Dressing aus Apfelessig, Olivenöl, frischer Petersilie und Zitrone harmonisiert das Gemüse und den Spinat;**
- **Den zusätzlichen Säure- und Geschmackskick gibt ein ordentlicher Esslöffel Sauerkraut.**

Und fertig ist die Bowl!

Eine vielseitige Mahlzeit voller Geschmacksexplosionen aus einfachen Zutaten, mit recht wenig Aufwand. Quasi aus dem Nichts geschaffen! Damit ist alles komplett abgedeckt, dein Protein ist optimiert, Makro- und Mikronährstoffe sind ausreichend vorhanden.

Und du hast deine eigene Mahlzeit geschaffen. Auch wenn es die so wahrscheinlich auf keiner Speisekarte der Welt gibt, entspricht dieses Mahl deinen Vorlieben und deiner Kreativität. Die beste Voraussetzung, damit du dich wohlfühlst und weitere neue Lebensmittel und Kombinationen ausprobierst.

Dennoch hört sich das nach relativ viel an und du überlegst dir vielleicht gerade, dass es lange dauert. Wenn du dieses Vorgehen ein paar Mal durchlaufen hast, wird dir das Ganze immer einfacher und spielerisch rasch von der Hand gehen.

Die Zubereitung der einzelnen Komponenten unserer Bowl ist relativ geradlinig:

- Den Wildreis bereitest du nach Anleitung zu bis er bissfest durchgegart ist;
- Die Kichererbsen kannst du selbst einweichen und kochen oder fertig vorbereitet kaufen. Dann pürierst du sie, und gibst dabei Sesammus, Knoblauch und etwas Leinöl dazu. Je nach Rezept vielleicht auch etwas Wasser, dann wird's fluffiger;
- Den Tofu brätst du mit einem Hauch Öl zartbraun aus;
- Parallel dazu kannst du den Brokkoli blanchieren, bis er nicht mehr ganz hart, aber noch sehr bissfest ist;
- Spinat, Gurke, Tomate und Paprika wäschst und schneidest du je nach Vorliebe klein;
- Das Dressing aus Apfelessig, Olivenöl, Zitronensaft und Petersilie rührst du im Nu zusammen. Und damit kannst du auch schon anrichten und deinen Teller oder deine Bowl schmücken.

Weiter unten werde ich nochmal etwas (koch-) technischer und gebe dir weitere Anmerkungen zur generellen Zu- und Vorbereitung mit.

Damit du dein Essen rascher zubereiten kannst und die Aufnahme von Protein, Vitaminen und anderen Nährstoffen innerhalb deiner pflanzlichen Ernährung optimal gestaltest. Besonders im Online-Begleitkurs wirst du einiges zur praktischen Herangehensweise, Tipps und Anleitungen bekommen.
Wie du siehst, ist unsere Mahlzeit eine klassische Bowl geworden.

Das heißt je nach Gusto und was du zur Verfügung hast, erschaffst du dir einfach eine Mahlzeit. Mit Hilfe der Ampel sogar eine, die dich optimal versorgt.

Im Gegensatz zu diesem Vorgehen mit der „Mahlzeit aus dem Nichts" gibt es natürlich auch Gerichte, die an sich abgerundet sind oder eine Tradition haben. So wie Grünkohl mit Kartoffeln, Linsenbolognese oder Chili sin Carne. Du kannst deine Speisenplanung so oder so gestalten. Oder du mischt beide Ansätze und wechselst feststehende Gerichte mit flexibel gestalteten Mahlzeiten ab. Oder du nimmst ein vermeintlich feststehendes Gericht und nutzt die Ampel, um es abzuwandeln oder zu ergänzen. Es gibt sehr viele Möglichkeiten, wie du deinen Vorlieben und deinem Geschmack gerecht werden kannst.

Protein-Optimierung

Die Überschrift könnte auch lauten: Müssen immer alle Unterkategorien von Gelb dabei sein, um Protein zu optimieren?

Die pflanzliche Wohlfühlernährung sorgt für die Optimierung der Proteinzusammensetzung über den Tag, als auch für die Optimierung der Proteinmenge. Wie du siehst, sind hauptsächlich die Kategorie Gelb mit den Unterkategorien Getreide, Hülsenfrüchte und Proteinkick für die Menge an Protein und die Zusammensetzung des Proteins verantwortlich. Trotzdem muss nicht bei jeder Mahlzeit jede Unterkategorie aus Gelb dabei sein.

Um ein vollständiges Aminosäuremuster zu bekommen, brauchst du meist die Kombination von zwei der drei Unterkategorien. Diese Kombinationen können sich natürlich innerhalb einer Mahlzeit abspielen, müssen das aber nicht unbedingt. Es reicht ebenso, wenn du diese drei Unterkategorien über den Tag verteilst.

Ein optimaler Tag würde so zum Beispiel ein bis zwei Mahlzeiten enthalten, die Gelb-Getreide und Gelb-Hülsenfrüchte kombinieren und eine dritte Mahlzeit mit irgendeiner der Kategorien Getreide, Hülsenfrüchte oder Proteinkick alleine.

Ein optimaler Tag könnte aber auch drei Mahlzeiten mit je Unterschiedlichen Gelb Kategorien enthalten, also morgens Getreide, mittags Hülsenfrüchte und abends Proteinkick.

Mehr systematisch aufgelistet könnten mögliche, optimale Tage mit drei großen Mahlzeiten folgendermaßen aussehen:

Tabelle 2 Optimale Proteinkombinationen in der Kategorie Gelb

	Mahlzeit 1	Mahlzeit 2	Mahlzeit 3
Tag 1	Getreide + Hülsenfrüchte + Proteinkick	Getreide + Proteinkick	Hülsenfrüchte
Tag 2	Getreide + Hülsenfrüchte	Getreide + Hülsenfrüchte	Getreide + Hülsenfrüchte
Tag 3	Hülsenfrüchte + Proteinkick	Getreide + Proteinkick	Getreide
Tag 4	Getreide	Hülsenfrüchte	Proteinkick
Tag 5	Getreide	Hülsenfrüchte	Getreide
Tag 6	Getreide	Proteinkick	Getreide

Das heißt, auch wenn du innerhalb einer Mahlzeit nur ein proteinreiches Lebensmittel aufnimmst, kannst du durch die Ergänzung eines passenden Lebensmittels in der nächsten Mahlzeit das Aminosäuremuster vervollständigen. So ist es möglich, dass du dich simpel und rein pflanzlich mit einem optimal ausgewogenen Aminosäuremuster versorgst.

Du kannst genauso gut darauf achten, durch die Kombinationen von Getreide, Hülsenfrüchten und Proteinkick innerhalb deiner Mahlzeiten auf ein vollständiges Aminosäuremuster zu kommen. Vielleicht bist du ja leidenschaftlicher Sportler oder machst eine strenge Diät und möchtest alles, was möglich ist, aus dieser Ernährung herausholen. Zu diesen Fällen werde ich weiter unten in den Abschnitten für das Abnehmen und das Zunehmen noch mehr sagen.

Natürlich zählen auch andere Proteinquellen wie zum Beispiel Brot, Samen oder Nüsse, um die Proteinversorgung zu optimieren. Diese machen nicht den Löwenanteil aus, können dir aber helfen, Abwechslung zu kreieren.

Das Ergebnis

Wenn du dich innerhalb dieser klaren Tipps und Anleitungen bewegst und auf dich selbst hörst, dann findest du deine optimale Ernährung. Die Ernährung, die deine persönliche Leistungsfähigkeit, deine Körperkomposition und dein Wohlbefinden auf ein neues Level hebt.

Ich habe es schon mehrmals gesagt, aber ich kann deine Vorteile nicht oft genug hervorheben. Wenn du schon Veganer bist, vegetarisch lebst, oder wenn du aus einer Ernährungsform mit vielen verarbeiteten oder tierischen Produkten kommst, dann wirst du über den Weg der pflanzlichen Protein-Power zu deiner Wohlfühlernährung:

- deine mentale und geistige Leistungsfähigkeit verbessern;
- deine Eiweißversorgung optimieren;
- Muskelgewebe erhöhen oder halten;
- Körperfett reduzieren oder weniger schnell ansetzen;

- deine Körperkomposition (dein Spiegelbild) zum positiven verändern;
- dich straffen und kräftigen;
- eine zeitlich und finanziell flexible Ernährung haben;
- dich optimal mit allen Nährstoffen versorgen;
- dein Wohlbefinden durch diese optimale Versorgung deines Gedärms, deiner Muskulatur, deines Gehirns und deines ganzen Körpers maximieren;
- alles essen was du begehrst;
- dich frei fühlen, zu essen was dir in den Sinn kommt;
- feststellen, dass Fleisch und Milch keine notwendigen Bestandteile dieser Ernährung sind.

Falls du abnehmen möchtest

Die Ampel des Abnehmens

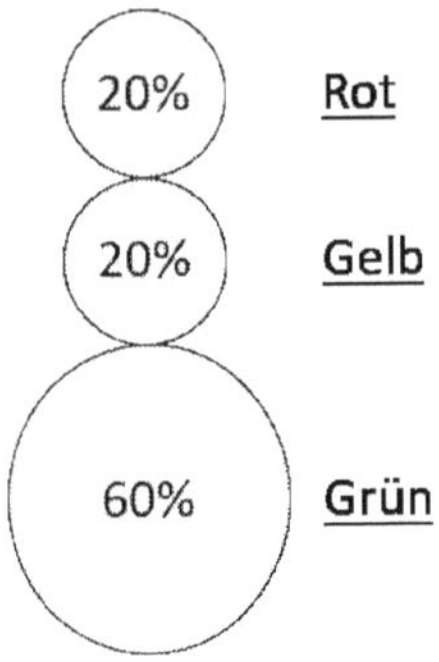

Abbildung 3 Die Ampel für das Abnehmen

Die Ampel zeigt dir das Idealbild an, um deinen Abnehmwunsch wahr werden zu lassen. **Wenn du bislang viele Lebensmittel aus Rot verspeist hast, oder etwa Lebensmittel, die gar nicht in der Ampel sind, dann tust du erst einmal gut daran, mehr Lebensmittel aus den Farben Grün und Gelb in deinen Ernährungsplan einzubauen, egal wie genau dann das Verhältnis sein wird.** Das ist der wichtigste Schritt zu Beginn.

Das gleiche gilt, wenn du aus einer Mischkost kommst. Auch dann geht es darum, so wie oben für die Wohlfühlernährung beschrieben, auszutauschen. Also tierische Produkte gegen Lebensmittel aus der Ampel. Entweder Schritt für Schritt oder auf einmal, wie es dir eher liegt. Denn so schaffst du beste Voraussetzungen, dass sich dein Appetit, deine Gelüste und dein Hunger normalisieren. Und dass damit deine Lust auf ungünstige Nahrung verschwindet und sich wandelt in eine Lust auf frische, nährreiche Lebensmittel. So kannst du deinen Appetit immer öfter mit süßem Obst anstatt Süßigkeiten, oder deine Lust auf Schokolade mit einer dunklen Schokolade anstatt einer Milchschokolade stillen.

Gib dir Zeit

Egal wie spezifisch dein Ziel ist, auch wenn du abnehmen möchtest, um am liebsten morgen wieder in die alte Hose oder das Lieblingsshirt zu passen: gib dir Zeit. Auch wenn die Wohlfühlernährung viel verspricht und das auch halten kann, du brauchst Zeit. Besonders, wenn du aus einer Ernährung kommst, die weit weg von der Wohlfühlernährung ist.

Das heißt im Klartext, bevor du anfängst über Abnehmen nachzudenken, fange an dich und deinen Körper an diese neue, naturbelassene und nährstoffreiche Art der Ernährung zu gewöhnen. Der Mensch ist ein Gewohnheitstier. Oder wie oft wechselst du deinen morgendlichen Weg zur Arbeit einfach so? Oder änderst die Zeit, zu der du aufstehst? Oder variierst dein Frühstück? Diese Dinge kosten Energie. **Entscheidungen kosten Energie. Diese Umstellung kostet Energie. Gib dir Zeit, diese Energie aufzubringen und dich einzufinden**.

Wenn du zu viel auf einmal möchtest, kann dich das im ungünstigen Fall überfordern. Und das Gegenteil von dem bewirken, was du eigentlich möchtest, nämlich sinkende Motivation und schließlich Aufgabe. Also: **Nimm dir Zeit, dich einzufinden und fühle dich mindestens einige wenige Wochen mit der Nutzung der Ampel ein, bevor du übergehst zu speziellen Zielen wie dem Abnehmen oder auch dem Zunehmen**.

Das muss nicht immer so sein. In der Regel aber wird der nachfolgende Schritt auf diese Weise einfacher und intuitiver. Es kann sogar sein, dass alleine die Umstellung auf die Wohlfühlernährung ausreichend große Früchte trägt. Und damit dein Wunsch gezielt abzunehmen in den Hintergrund gerät und du weiterhin den Weg der Wohlfühlernährung gehen möchtest.

Nimm mehr die Farbe Grün in die Hand

Wenn du abnehmen möchtest, empfehle ich dir eine 60-20-20-Nutzung der Ampel. Hier ist deine Aufteilung der Lebensmittel über den Tag 60 % Grün, 20 % Gelb und 20 % Rot. **Das Prinzip dabei ist nicht weniger von etwas, sondern mehr!** Mehr Gemüse, mehr Nährstoffe, mehr Ballaststoffe, mehr Protein, mehr Sättigung und mehr Befriedigung. Du schränkst dich nicht ein, du passt sehr geschickt an.

Du bekommst mehr Volumen durch einen größeren Anteil von Grün. Dieses Volumen macht dich satt, denn es füllt dich und stimuliert deinen Magen von innen. Durch diese delikate Stimulation gibt dein Magen die folgende Meldung an dein Gehirn weiter: Du bist satt und glücklich [270]. Grün bedeutet mehr Nährstoffe für dich, mehr Vitamine und sekundäre Pflanzenstoffe. Das ist insbesondere dann wichtig, wenn du deine Energiezufuhr drosselst und versuchst abzunehmen.

Passe Gelb an

Für das gezielte Abnehmen passt du Gelb an und reduzierst es im Volumen. Im Vergleich zur dauerhaften Wohlfühlernährung, die das Körpergewicht erhalten soll, sparst du viel Energie in Form von Fett und etwas Kohlenhydraten ein. Einzig das Protein betonst du weiterhin wie zuvor. Aber vorsicht - das heißt nicht, du sollst keine Kohlenhydrate zu dir nehmen. Ganz im Gegenteil sind insbesondere komplexe Kohlenhydrate wichtig für deine nachhaltige Energieversorgung und einen großen Anteil der wichtigen Sattmacher Ballaststoffe in deinen Mahlzeiten. Wenn du abnehmen möchtest, macht es also besonders Sinn, dass du Wert auf unverarbeitete und komplexe Kohlenhydrate aus Gelb legst und weniger aus Rot.

Bei Rot bleibt alles beim Alten

Rot bleibt, wie es ist. Hier hast du wahrscheinlich den krassesten Einschnitt vermutet, stimmt's? Aber dann wäre wieder die Gefahr gegeben, dass du diesen Schritt als Restriktion und große Einschränkung empfindest. Und das ist nicht der Weg, den du gehen möchtest. Du sollst essen wonach es dir ist und was dich gelüstet. Abnehmen hängt zweifellos von deiner Motivation und der Nachhaltigkeit deiner Herangehensweise ab. Indem du die Möglichkeit hast, Rot zu essen und deine Lust auf Süßes und einfachere Kohlenhydrate zu stillen, behütest du deine Motivation auf lange Sicht.

Der Kern der pflanzlichen Protein-Power ist immer die Autoregulation. Diese bringt so viel Gutes mit. Sie ist ganz individuell dein und richtet sich nur nach dir.

Du musst keine vorgefertigten Muster erzwingen und anders leben, als dir dein Körper oder deine Tagesform flüstern. Du lebst kein „Programm", das bei manchen funktioniert und bei manchen nicht. Intakte Autoregulation liegt immer richtig. Du isst, auf was du Lust hast - du isst, was du brauchst.

Das heißt auch, **du hörst auf zu essen wenn du satt bist**. Darauf solltest du eigentlich immer achten, egal was dein Ziel ist. Falls du das sowieso schon machst, gut so, einfach weitermachen. Falls nicht, dann ist das hier ganz besonders wichtig, denn du möchtest ja abnehmen. Ein paar Bissen mehr bei jeder Mahlzeit können bereits den Unterschied ausmachen zwischen Gewicht halten und abnehmen. Zur Autoregulation findest du weiter unten bei der Optimierung des Abnehmens noch weitere nützliche Gedanken.

Theoretischer Proteinbedarf fürs Abnehmen

Der Proteinbedarf beim Abnehmen variiert je nach Ausgangslage stark. Für deinen optimierten Proteinbedarf spielt besonders eine Rolle, wie viele Fettpölsterchen du hast. Außerdem ist die empfohlene Proteinmenge auch abhängig von der Art deiner körperlichen Betätigung und dem Ausmaß der Kalorienbeschränkung.

Bist du trainiert und mager, dann ist mehr Protein sinnvoll, um bei einer Kalorienbeschränkung Muskeln zu erhalten. Bist du übergewichtig und besitzt einen relativ hohen Anteil an Körperfett, dann reichen schon geringere Mengen aus, um optimalen Fettabbau zu unterstützen [242].

Deshalb lautet die generelle Empfehlung für das Abnehmen in Zahlen, einen täglichen Proteinanteil von 1,2 g bis 2,2 g je kg Körpergewicht zu konsumieren. Je mehr Körperfett du hast und je niedriger dein Kaloriendefizit ist, desto eher kannst du dich am unteren Ende dieses Bereichs orientieren. Je weniger Körperfett du hast und höher dein Kaloriendefizit ist, desto mehr solltest du dich in Richtung oberes Ende der Empfehlung orientieren [247].

Abnehmen in der Praxis - Die Mahlzeit

Spätestens jetzt ist klar: Es macht einen Unterschied, welche Makros du zu dir nimmst. Also auch, ob das Mehr an Protein auf Kosten von Fett oder Kohlenhydraten eingeführt wird. Welchen Weg deine Wohlfühlernährung nimmt, hängt aber auch von deinem Geschmack, deinen Vorlieben und deinen Ambitionen ab.

Wenn du ehrgeiziger Sportler bist, dann macht es Sinn, das Mehr an Protein vorwiegend für Fett einzuführen. Denn du brauchst deine Kohlenhydrate für sportliche Höchstleistung. Zudem konsumieren sowieso fast alle Menschen in Deutschland zu viel Fett [61]. Also wahrscheinlich auch du. Darum kann es großen Sinn für dich machen, hauptsächlich an Fett einzusparen. Außerdem sind komplexe und naturbelassene Kohlenhydrate mit ihren Ballast- und Nährstoffen ein willkommener Begleiter für eine Phase der Gewichtsabnahme.

Solltest du weniger sportlich sein und zusätzlich Probleme mit deinem Gewicht haben, dann macht es Sinn, Protein auch an Stelle von Kohlenhydraten einzuführen. Dann aber am besten für Kohlenhydrate mit hohem Glykämischem Index, die du sonst aus Rot oder außerhalb der Ampel-Kategorien zu dir nimmst. Dieser Schritt verbessert dein Risiko für Herz-Kreislauf-Erkrankungen durch verbesserte Insulinsensitivität und bessere Cholesterinwerte und letztlich auch deine Fettverbrennung und deinen Gewichtsverlust [271,272].

Wir legen los in der Abnehmvariante

Damit du siehst, wie sich das bei der Mahlzeitengestaltung auswirkt, lass uns noch einmal zurückschauen auf die Mahlzeit, die wir oben zusammen für die Wohlfühlernährung erstellt haben. **Angenommen wir würden die gleiche Bowl gestalten, nur für den Fall Abnehmen. Was würde sich dann nach den beschriebenen Prinzipien ändern?**

Wir gehen exakt gleich vor und fangen bei Gelb an. Wir wählen Wildreis, der komplexe Kohlenhydrate liefert und satt macht - super. Außerdem Kichererbsen, die haben den gleichen Effekt. Als kleine Anpassung könnten wir auf Humus verzichten und einfach einen Salat aus den Kichererbsen machen.

So gibt es mehr zu kauen und die Kichererbsen sättigen besser [189,273,274]. Außerdem sparen wir uns im nächsten Schritt das Sesammus, welches eigentlich in den Humus kommt. Am besten nehmen wir den Knoblauch für den vorgesehenen Humus und machen die Kichererbsen mit Knoblauch, Essig, Leinöl und Petersilie an.

Leinöl hat viel Energie, darum Vorsicht damit. Um genauer zu dosieren kannst du einfach einen Esslöffel nehmen, denn schon ein Löffel hin oder her können circa 100 Kalorien ausmachen (!). Trotzdem ist Leinöl wichtig, denn es liefert dir Omega-3 Fette. Um auch hier von flüssig zu fest zu gehen, könnten wir einfach zwei Esslöffel Leinsamen anstatt einen Esslöffel Leinöl nehmen - gleicher Effekt wie oben mit den Kichererbsen plus extra Ballaststoffe, die satt machen [275].

Insgesamt achten wir in Gelb darauf, weniger von Reis und Kichererbsen zu nehmen als bei der Wohlfühlernährung. Deine Ernährung soll beim Abnehmen weniger Gelb sein und dafür mehr Grün. Vom Tofu aus Proteinkick nehmen wir aber genau so viel wie oben. Tofu ist weniger energiereich als Reis oder Kichererbsen und liefert viel komplettes Protein. So haben wir bei Gelb die eingenommene Energie gesenkt und den Anteil an Protein erhöht. Rein kategorisch gesprochen reduzierst du dafür Getreide und Hülsenfrüchte und lässt Proteinkick so wie vorher. Gleichzeitig ist dein Teller jetzt aber auch etwas leerer, nämlich erst zu circa 20 % gefüllt.

Jetzt kommt Grün ins Spiel. Hier nehmen wir einfach die Hälfte mehr als oben und kommen so automatisch auf 60 % Anteil an der Mahlzeit. Das Dressing für die Bowl machen wir identisch, nur wieder etwas sparsamer mit dem Olivenöl oder verzichten sogar ganz auf das Öl. Das frische Dressing mit Zitrone, Apfelessig und Petersilie schmeckt auch so wunderbar. Und deine Portion gesunde Fette sind mit Leinöl/Leinsamen und Tofu schon abgedeckt. Letztlich fehlt noch das Sauerkraut und auch hier belassen wir alles wie bei der Wohlfühlernährung.

Wie du siehst ist der Unterschied nicht groß und doch wirksam! Du sparst dir Energie über Kohlenhydrate (weniger Reis und Kichererbsen) und Fette (Sesammus und Olivenöl) in Gelb, und erhöhst Volumen und Sättigung durch mehr Grün.

Durch einen kleinen Trick mit ganzen statt pürierten Kichererbsen und Leinsamen anstatt Leinöl hast du mehr zu kauen und dein Bauch mehr zu tun.

Abnehmen-Optimierung

Letzten Endes wählst du Lebensmittel, die protein- und kohlenhydratreich sind und schränkst insbesondere fettreiche Lebensmittel ein. Außerdem achtest du auf ausreichendes Kauen, genügend komplexe Kohlenhydrate und viele Ballaststoffe. Bislang kennst du Abnehmen aber nur über Kalorienzählen und starre Einschränkungen. Wann weißt du mit der pflanzlichen Protein-Power, ob dein Kalorienlimit erreicht ist? Das Stichwort ist mal wieder Autoregulation.

Step by Step

Daraus ergibt sich logischerweise: **Falls du in deiner jetzigen Ernährung viele verarbeitete oder auch viele tierische Produkte hast, ist der Austausch dieser Lebensmittel gegen Lebensmittel der Ampel der erste Schritt.** Nimm dir deine Zeit und genieße das Gefühl dieses Fortschritts! Es wird sich wunderbar anfühlen, echte und naturbelassene Lebensmittel zuzubereiten, zu verspeisen und in dir zu haben.

Es ist wichtig, dass du dich an die Wohlfühlernährung gewöhnst: An die Nutzung der Ampel, die neuen Speisen, das neue Einkaufen, dein neues Gefühl. Mit diesem ersten Schritt wirst du eine Veränderung anstoßen und selbst auch schnell bemerken. Schon dieser erste Schritt alleine kann einen immensen Einfluss auf dein Wohlbefinden und dein Körpergewicht haben.

Im nächsten Schritt fokussierst du dich voll und ganz auf die Tipps, die du hier für das Abnehmen bekommst. Vielleicht hat dich der erste Schritt schon zu deinem Ziel gebracht oder du bist deinem Ziel so nahe, dass du deine gefundene Wohlfühlernährung einfach so beibehalten möchtest. Wenn du doch den nächsten Schritt gehen möchtest, dann nutzt du dieses Wissen hier, um noch etwas an deiner Ernährung zu feilen und anzupassen.

Dadurch kannst du ohne Verzicht und große Einschnitte deinem Ziel des Abnehmens einen entscheidenden, weiteren Schritt näher kommen.

Was ist satt?

Die Autoregulation, auf die du dich beim Abnehmen stützt, bedeutet für dich: eine funktionierende Sättigung und ein „ehrlicher" Appetit. Du wirst beim und nach dem Essen eine Befriedigung verspüren, die dir zu verstehen gibt, dass du nichts mehr brauchst. Dein Appetit wiederum wird dir zu verstehen geben, was du wirklich brauchst. In den allermeisten Fällen brauchst du das Frittierte mit der Ketchup-Majo-Kombo nicht. Ein großer Appetit auf Tomaten oder Sauerkraut hingegen ist natürlich und du solltest diesem auch nachgehen.

Was ist eigentlich Sattessen und wann ist man überhaupt satt? Wenn der Bauch spannt und der Gürtel geöffnet werden muss? Oder wenn während dem Essen die erste Befriedigung eintritt? Generell ist letzteres eine gute Empfehlung. Oder auch: Höre auf, wenn du dich zu dreiviertel satt oder vollgegessen hast. Wenn es dir so wie mir und vielen anderen Menschen geht, dann bedarf dieses Wissen aber einer ganzen Menge Aufmerksamkeit und Erfahrung. **Also gib' etwas Acht auf dich während du isst und spüre in dich hinein, während du deine Mahlzeit zu dir nimmst.**

Am besten hörst du einige Löffel früher auf, bevor du dich wirklich voll fühlst. Wenn du noch reichlich Platz für eine weitere Portion oder einen Nachtisch hättest, ist vielleicht der beste Zeitpunkt, um aufzuhören.

Grünes Grün

Es kommt natürlich auch darauf an, mit was du dich satt isst. Darum ist es wichtig, auf den Anteil der sehr energiehaltigen Lebensmittel zu achten. Auf der anderen Seite gibt es aber auch eine Lebensmittelgruppe, bei der das Gegenteil gilt. Das ist in dem hohen Anteil von Grün beim Abnehmen abgebildet.

Wenn wir noch einen Schritt weitergehen und du wissen willst, was du wirklich ohne jegliche Einschränkung und Hintergedanken essen kannst, dann empfehle ich dir grünes Gemüse. Also Gemüsesorten, die optisch grün sind. Diese kannst und sollst du sogar bis zum Umfallen essen. Denn sie kommen deinem Bestreben nach Sättigung, Wohlgefühl und schließlich Abnehmen am ehesten nach. **Dazu gehören zum Beispiel Brokkoli, Salate, Gurke, Spinat, Mangold oder grüne Paprika. Wenn du Appetit oder Hunger hast, eine Zwischenmahlzeit brauchst oder zur Hauptmahlzeit etwas mehr noch essen möchtest, dann bediene dich hier maßlos.**

Aufmerksames Essen

Auch die Art, wie du isst hat einen riesigen Einfluss auf diese Mechanismen. Die Faustregel ist: **Je aufmerksamer du deine Speise konsumierst, desto besser bekommt sie dir und desto eher funktioniert dein Körper**. Vielleicht kennst du die Momente, wenn man während des Essens etwas tut, zum Beispiel einen Film schaut oder sich unterhält. Vielleicht ist es dir auch schon so ergangen wie mir. Der Teller ist leer und du weißt gar nicht, wo das ganze Essen hin ist. Dabei ist offensichtlich, was geschehen ist.

Durch die Ablenkung und die fehlende Aufmerksamkeit wurde die Mahlzeit, wahrscheinlich mit einer durchschnittlichen Kau-Zahl von 7,5 je Biss, einfach verschlungen. Also genau das, was du nicht möchtest. Das Gegenteil ist optimal für deine Sättigung und auch deine Befriedigung beim und vom Essen. **Freue dich über jeden Bissen, betrachte jede Gabel und kaue jeden Happen so lange, bis er sich von alleine auflöst.** Es ist schwer, eine Kau-Zahl zu empfehlen, also wie oft du am besten kauen sollst. Das kommt ziemlich stark auf die Mahlzeit an. Aber wenn wir von einer vollwertigen und naturbelassenen Mahlzeit ausgehen, dann sollten viele Bissen sicher jenseits der 30-mal kauen liegen.

Spaziere dich schlank

Auch wenn du noch keinen Sport gefunden hast, der dir viel Spaß macht: Du kannst trotzdem erfolgreich abnehmen. Mit dieser Ernährung tust du alles in deiner Macht stehende, um für einen dauerhaften Erfolg deines Vorhabens zu sorgen. Zusätzlich kannst du mit einfacher Bewegung etwas mehr dafür tun. Es muss kein intensiver Kraftsport oder 20-mal in der Woche Training sein.

Schon so etwas Entspannendes und Wohltuendes wie Spazieren gehen hat einen großen Effekt auf deinen Abnehmerfolg. Spazieren gehen für 2,5 h die Woche erhöht den Einfluss deiner Ernährung auf deinen Fettverlust und zum Beispiel auch den positiven Einfluss auf dein Insulin-Level. Eine Rolle dabei spielt sicherlich der Effekt, dass Spazieren gehen zusätzlich dazu beiträgt, deinen Bedarf an Energie für die Erhaltung deines Körpers oben zu halten. Wenn du dir auch unabhängig von deinem Wunsch abzunehmen etwas Gutes tun möchtest, geh spazieren. Und streiche dabei noch zusätzliche Vorteile ein [276–278].

Falls du zunehmen möchtest

Die Ampel des Zunehmens

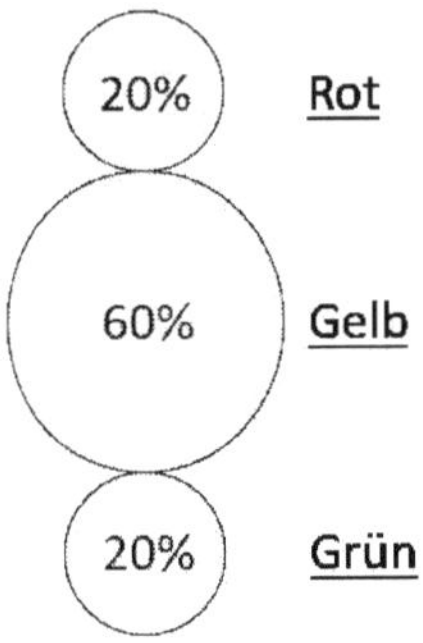

Abbildung 4 Die Ampel für das Zunehmen

Wenn du zunehmen willst gehe ich davon aus, dass du in erster Linie Muskulatur dazugewinnen möchtest. Denn wer möchte schon Zunehmen, um sich Fett zuzulegen? Es gibt einige Sonderfälle, die die generelle Zunahme und damit auch die Zunahme von Fett anstreben, die lassen wir hier aber außen vor. Um hauptsächlich Fett zuzunehmen, gibt es sicher schnellere und effizientere Wege als diese Methode.

Wie schon für das Abnehmen empfehle ich dir zuerst die Adaptierung an die ausgewogene, bedarfsgerechte und intuitive Wohlfühlernährung weiter oben. Mach zuerst den Kurs, die Übungen und Challenges. Nimm dir die Zeit.

Wenn du aus einer Mischkost kommst, dann verringere nach und nach oder auch in einem Schritt den Anteil an tierischen Lebensmitteln in deiner Ernährung. Wenn du aus einer stark verarbeiteten Kost kommst, dann verringere nach und nach oder auf einmal den Anteil an industriell verarbeiteten Convenience Produkten. Wenn du aus einer Mischkost kommst und mit der Hilfe von pflanzlichen Ersatzprodukten weniger tierische Lebensmittel konsumieren möchtest, dann gehe deinen Weg. Aber gib dir Zeit für eine Umstellung und Eingewöhnung.

Wenn du zunehmen möchtest, sieht die idealisierte Ampel 20-60-20 aus. Der Löwenanteil von Volumen und Energie kommt aus Gelb.

Gelb hat viel „saubere" Energie und Protein zu bieten und ist damit optimal, um dich mit Power und Aminosäuren zu versorgen.

Als engagierter Sportler schaffst du so beste Voraussetzungen für optimale Leistungsfähigkeit während des Sports und für die Regeneration danach.

Grün ist immer wichtig und mit 20 % des Volumens kommst du auf ausreichend Vitamine und sekundäre Pflanzenstoffe, die dich optimal unterstützen. Rot bleibt auch hier auf 20 %, um dir die Freiheit zu lassen. **Die Freiheit deine Ernährung nach individuellen Vorlieben zu gestalten und eine generelle 80/20 Aufteilung zu fahren.** Das heißt 80 % der Mahlzeiten oder Tage sind „clean", also mit naturbelassenen und wenig verarbeiteten Lebensmitteln bestückt. Dagegen kannst du 20 % der Mahlzeiten oder Tage mit Lebensmitteln füllen, die etwas stärker verarbeitet sind und nicht den niedrigsten Glykämischen Index haben. Trotzdem gilt hier natürlich auch: Je weniger Rot du einbaust, desto effizienter wirst du deine Ziele erreichen.

Theoretischer Proteinbedarf fürs Zunehmen

Wenn du deinen Muskelzuwachs mit Muskeltraining und angemessenem Kalorienüberschuss optimal gestaltest, dann spielt sich dein Proteinbedarf bei 1,6 g bis 2,6 g ab. Je höher dein Kalorienüberschuss ist und je trainierter du bist, desto mehr Sinn macht es, dass du dich in dieser Range nach oben bewegst [29,171]. Oberhalb dieser Marke gab es in Studien keine weitere Steigerung beim Muskelzuwachs. Abseits von Muskelzuwachs konnte auch gezeigt werden, dass Fettzuwachs bei Proteinmengen oberhalb von 1,6 g minimiert werden kann [182]. Wie du weißt, ist ein Kalorienüberschuss wichtig, um Gewicht zuzunehmen. Und dieser führt immer zu Gewichtszunahme, über Muskeln oder über Fett. Die Zunahme an Fett kann mit einem höheren Proteingehalt in der Ernährung vermutlich beeinflusst, oder minimiert werden.

Zunehmen in der Praxis - Die Mahlzeit

Für die Zunahme von Muskulatur und gleichzeitig so wenig wie möglich Fett brauchst du viele, komplexe Kohlenhydrate und ausreichend Protein, um dich optimal mit Aminosäuren zu versorgen.

Damit gewährleistest du deine Power während des Trainings und eine effiziente Regeneration nach dem Training. Beides ist wichtig, um deinen Muskelzuwachs so effizient wie möglich zu gestalten.

Damit du dir am besten vorstellen kannst, was die Ampel für deinen Wunsch des Zunehmens bedeutet, lass uns die Bowl von oben noch einmal gemeinsam für diesen Fall umstellen.

Bowling for Zunehmen

Los geht's wieder bei Gelb. Anders als beim Abnehmen, als du dir weniger Reis und Kichererbsen genommen hast, nehmen wir uns jetzt mehr als bei der bedarfsgerechten Wohlfühlernährung. Du willst schließlich 60 % Volumen aus Gelb beziehen und brauchst die komplexen Kohlenhydrate und das Protein. Hier setzen wir auch wieder auf Humus, denn du willst etwas mehr essen als du brauchst. Da kommt etwas Humus gerade recht. Den Humus bereiten wir wieder traditionell zu, die Menge an Sesammus und Leinöl bleibt gleich wie ganz oben. Generell bleiben wir bei den flüssigen Fettquellen auf dem normalen Niveau. Flüssige Fette solltest du nie übertreiben, denn es gibt weitaus sinnvollere Wege, wie du das Mehr an benötigter Energie bekommst.

Zum Beispiel über proteinreiche Lebensmittel wie Tofu. Hier nehmen wir ebenfalls mehr als oben. Insgesamt möchtest du mit diesen drei Hauptzutaten aus Gelb Getreide, Hülsenfrüchte und Proteinkick auf knappe 60 % kommen, das heißt jeder Part füllt fast ein Viertel deines Tellers. Gelb und damit den größten Teil der komplexen Kohlenhydrate und des Proteins hast du damit abgehakt.

Grün behandeln wir hier bis auf das geringere Volumen nicht anders. Wir versuchen wieder den Regenbogen auf deinem Teller einzufangen und gleich zu verspeisen. Falls du trotzdem Lust auf mehr aus Grün hast, vor allem grünes Gemüse, dann tu dir keinen Zwang an und greife zu.

Hier gilt das, was ich bei der Optimierung für das Abnehmen erwähnt habe: Es gibt kein Zuviel an grünem Gemüse. Dein einziges Problem bei der Sache kann sein, dass du dann nicht mehr schaffst, deine Mahlzeit-Komponenten aus Gelb aufzuessen. Denn grünes Gemüse sättigt. Das ist in diesem Fall das einzige Argument gegen einen riesigen Haufen Salat. Aber wenn du trotzdem alles verputzt, wohlan! Damit haben wir die 80 % aus Gelb und Grün fast voll.

Das Dressing aus Apfelessig, Olivenöl, frischer Petersilie und Zitrone bleibt, ebenso wie die schmackhafte Portion Sauerkraut. Et voilà, deine Mahlzeit steht. Den restlichen Anteil Rot kannst du behandeln wie oben bei der Wohlfühlernährung beschrieben. Entweder du füllst dein komplettes Mahl mit Gelb und Grün, oder du bleibst bei den 80 % für diese Mahlzeit und gönnst dir etwas zum Nachtisch aus Rot. Rot kannst du auch super nach dem Sport einbauen, dazu verrate ich aber im nächsten Abschnitt noch ein paar Worte. Und damit ist deine Mahlzeit durch und du bist ausgerüstet mit allem, was du brauchst, um erfolgreich und weitestgehend Muskeln aufzubauen.

Zunehmen-Optimierung

Auch hier hantierst du nicht mit Zahlen. Du brauchst dich nicht zu wiegen oder Kalorien zu zählen, um dein Ziel zu erreichen. Sei einfach dir selbst gegenüber etwas aufmerksamer. Schau zum Beispiel bewusst in den Spiegel: **Dein Spiegelbild ist ein viel besserer Gradmesser für das, was mit dir passiert, als eine Waage. Es sagt dir, wo und wie du zulegst oder auch abnimmst. Aber denke daran, dass auch das Spiegelbild stark der Tagesform unterliegt und abhängig ist von vielen Einflüssen**. Versuche einzelne Tage nicht überzubewerten und eher auf die wöchentliche Tendenz zu achten. Wenn es dir hilft, kannst du das auch mit persönlichen Schnappschüssen dokumentieren. Das ist genau und kann dir zusätzliche Motivation verschaffen.

Das gleiche gilt auch für das Essen an sich. Bei der Wohlfühlernährung findest du den Punkt, an dem du nachhaltig satt bist und absolut befriedigt. Das gleiche gilt auch für das Abnehmen.

Dort fühlt sich die Sättigung aber etwas anders an, da sie durch andere Lebensmittel eintritt. Außerdem schadet es nicht, einen Ticken früher mit dem Essen aufzuhören, wenn man wirklich abnehmen möchte.

Wenn du zunehmen möchtest, spielt sich dein Überschuss innerhalb von Nuancen ab, genau wie beim Abnehmen das Defizit. Du isst nicht doppelt so viel, genauso wenig wie du beim Abnehmen halb so viel isst. Im Grunde isst du vom Volumen her gleich viel. Das Volumen ist nur etwas anders zusammengesetzt. Und du kannst tatsächlich solange essen, bis du richtig satt und voll bist. Es ist aber kein Freifahrtschein zum Überfressen. Denn dann kommst du auch wieder in Teufels Küche, zum Beispiel aus gesundheitlichen Gründen oder weil du dann wahrscheinlich mehr Fett zulegst, als dir lieb ist. Es geht um genuss- und maßvolles essen und ein feines Gespür für dich selbst und deine Bedürfnisse.

Um deine Proteinzufuhr noch besser zu optimieren, kannst du auf eine durchgehende Kombination von mindestens 2 der 3 Gelben Unterkategorien Getreide, Hülsenfrüchte und Proteinkick achten. Somit lieferst du deinem Körper und der Muskulatur zu jeder Mahlzeit sofort das komplette Aminosäuremuster. Das macht besonders um dein Training herum Sinn. Damit ist die Mahlzeit vor dem Training, als auch die Mahlzeit nach dem Training gemeint. Somit gewährleistest du eine optimale Versorgung der Muskeln mit allen notwendigen Aminosäuren, während des Trainings als auch gleich nach dem Training.

Wenn der Abstand deiner Mahlzeiten vor und nach dem Training nicht länger als 3-4 Stunden ist, dann ist ein Post-Workout Snack, zu dem meistens ein Shake empfohlen wird, nicht unbedingt notwendig. Insbesondere, falls die Mahlzeiten 2 der 3 Unterkategorien aus Gelb beinhalten. Denn dein Aminosäure-Spiegel ist dann schon optimal. Allerdings kannst du mit dem Shake deine Proteinbilanz über den Tag aufhübschen, insofern du noch Platz für die Rote Kategorie hast. Denn Proteinpulver sind stark verarbeitet und zählen somit in die Kategorie Rot. Du kannst so natürlich auch eine Mahlzeit kompensieren, die du aus irgendwelchen Gründen nicht wahrnehmen konntest.

Rot kannst du generell am besten nach dem Training einsetzen. Das gilt insbesondere für Rote Kohlenhydratquellen.

Wenn du einmal Lust auf stärker verarbeitete Kohlenhydrate mit höherem Glykämischen Index hast (wie Brot, Marmelade, weißer Reis, Instant Couscous, Teigwaren usw.), dann ist nach dem Training der beste Zeitpunkt.

Denn dann sind deine Muskelglykogen-Speicher entleert und begierig darauf, wieder gefüllt zu werden. Das soll nicht heißen, du brauchst einfache Kohlenhydrate nach dem Training. Falls du Lust darauf hast, ist dieser Zeitpunkt allerdings der Beste. Und falls du am gleichen Tag noch eine sportliche Aktivität planst, kann dir das sogar zu einer schnelleren Regeneration deiner Power verhelfen.

Proteinpulvermanie

Wo wir gerade bei Pre- und Post-Workout Mahlzeiten sind, der Mahlzeitengestaltung um das Training herum, hier noch ein Wort zu Supplementen wie Proteinpulver. Erst einmal braucht niemand diese Pulver. Du kannst deine Ziele über eine optimierte Ernährung ohne verarbeitete Produkte wie diese Pulver erreichen. Proteinpulver machen ohnehin nur Sinn, wenn der Rest deiner Ernährung zu großen Teilen stimmig ist. Proteinpulver liefern sehr viel Protein für sehr wenig Kalorien und sehr wenig Aufwand. Das ist das Tolle daran. Allerdings haben sie keine anderen Nährstoffe, außer eventuell manche, die künstlich zugesetzt werden.

Das generelle Problem ist hier wieder: Viel von einem oder wenigen Nährstoffen und nichts von allen anderen. So wie es in der Natur nicht vorkommt und darum potentiell schwierig für deinen Körper sein kann. Um die Wahrnehmung des hochwertigen Proteinpulvers auf den Boden der Tatsachen zurück zu holen: Proteinpulver sind meist ein Nebenprodukt, oder wenn man so will „Abfallprodukt" in der Lebensmittelindustrie. Wenn es das Marketing nicht so weit gebracht hätte, dass viele diese Pulver als unabdingbar ansehen, dann wäre es nicht viel mehr als das.

Dennoch kannst du diese Pulver bei Bedarf sinnvoll für dich einsetzen. Setze sie dann als Ergänzung ein, um deine Ernährung vollends abzurunden, aber nicht als Basis oder als einfachen Weg.

Wenn du Extremsportler bist und Probleme hast, deinen Energie- und Proteinbedarf zu decken, haben Proteinpulver ebenfalls eine andere Relevanz und Berechtigung [188]. Sie sind dennoch hoch-verarbeitet und finden sich darum in Kategorie Rot wieder. Somit weißt du auch schon über die Farbe, wie du dieses Lebensmittel am besten einordnest.

Drei Ziele- eine Ernährung

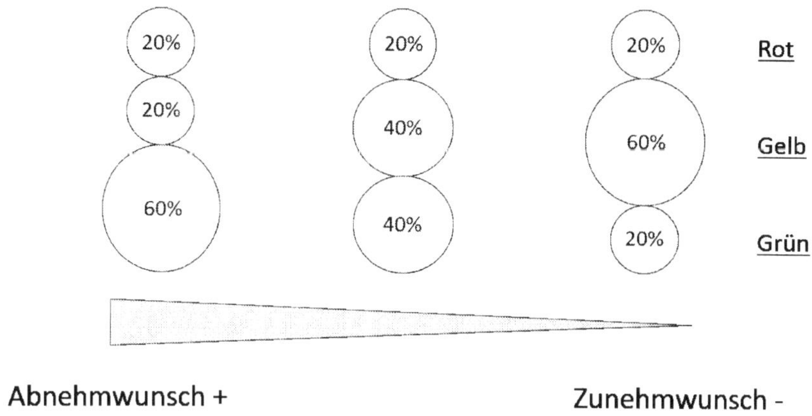

Abbildung 5 Die drei Ampeln gehen fließend ineinander über

Nichts ist absolut in der Ernährung. Alles ist im Fluss. So wie im Leben. Das siehst du schon daran, wie sich deine Ernährungsmuster formen. Oder anders gesagt, wie sie über die Zeit fließen. Einige Zeit wie Wochen oder gar Monate isst du wirklich genau das gleiche. Jeden Tag. Und von einem auf den anderen Tag etwas anderes. Das geschieht meist nicht bewusst, es passiert einfach. Auch du hattest bestimmt eine Zeit, an die du dich zurück erinnern kannst, in der du morgens (mittags oder abends) immer diese eine Mahlzeit gegessen hast. Die du jetzt nicht mehr zu dir nimmst.

Der Fluss wird auch von den Jahreszeiten bestimmt. In der Natur, in unserem Klima kommen viele Lebensmittel sehr saisonal vor. Feldfrüchte oft nur einmal im Jahr, Tomaten nur in der warmen Jahreszeit und vieles im Herbst. Dadurch ergibt sich ein jahreszeitlicher Fluss, Veränderungen der Verzehrmuster über bestimmte Zeitperioden. Ich will damit gar nicht so weit abdriften. Es geht hier darum zu erkennen, dass die Ernährung bewusst oder unbewusst meist dynamisch abläuft. Die wenigsten Menschen essen statisch und strikt geplant. Meistens ist es ein Auf und Ab.

Dieses Gefühl, diese natürliche Art zu essen soll mit der pflanzlichen Protein-Power für dich erhalten bleiben. Die komplette Idee der Methode, mit Ampel, Anleitung und Lebensmittel-Pool ist darauf ausgelegt, diese Dynamik zu erhalten und zu fördern. Damit du deine persönlichen Vorlieben und Gewohnheiten leben kannst und in kein starres Muster passen musst. Damit du nachhaltig von dieser Ernährung profitieren kannst und dabei bleiben kannst.

Be water my friend

Die Grenze zwischen den drei Zielen wohlfühlen, abnehmen und zunehmen ist ebenfalls nicht starr, sondern fließend. Die drei Ampeln geben die Idealform wieder. Wenn du möchtest, kannst du natürlich exakt nach der Ampel leben. Und das kann gerade am Anfang auch hilfreich sein, damit du dich einfindest und deinen eigenen Rhythmus findest. Auf das Schaubild bezogen kannst du aber auch links oder rechts von einer der drei Ampeln leben und deinen eigenen Weg gehen. Die Ampeln sind für deine Orientierung da, damit du dich am besten einfindest. Sie sind keine starre Form an die du dich unbedingt halten musst.

Angenommen du möchtest abnehmen und startest erst einmal mit der Wohlfühlernährung, also der mittleren Ampel. Nach einigen Wochen stellst du fest, dass du deinem Ziel schon merklich näher gekommen bist und wechselst deshalb nicht auf die linke Abnehm-Ampel. Vielmehr rutscht du mit deiner Ernährung einfach ein bisschen weiter nach links auf die Abnehm-Ampel zu und findest so deinen eigenen Weg.

Oder angenommen du kommst aus einer Mischkost oder einer Ernährung mit sehr vielen verarbeiteten Produkten und startest darum mit der Wohlfühlernährung. Nach ein paar Wochen stellst du fest, dass du dich mit der pflanzlichen Protein-Power so gut wie selten zuvor fühlst. Und das gerade dann, wenn du verarbeitete Lebensmittel fast ganz weglässt. Dann lebst du die mittlere Ampel beinahe ohne Rot und hast damit deinen eigenen Weg gefunden.

Es geht also nicht darum, strikt einem Muster zu folgen. Ich möchte erreichen, dass du dich innerhalb dieses Methoden-Rahmens orientierst und deine Individualität mit den Vorschlägen und Tipps absolut selbstbestimmt ausleben kannst und so volle „Ernährungsmündigkeit" erreichst. Für langen und nachhaltigen Erfolg.

Vorbereitung und Zubereitung

Vorbereitung

Pflanzlich zu leben heißt nicht automatisch, alles für die Umwelt zu geben. Wenn du alles geben willst, dann lebe so regional, saisonal und ökologisch wie möglich [279]. Damit sparst du dir meist Kosten und Pestizide, unterstützt die Landwirte in deinem Umkreis und sparst ordentlich an Treibhausgasen ein (Insider Tipp: Solawi im Umkreis auschecken). Inmitten des ganzen Superfood-Hypes vergisst man schnell, dass auf unseren Äckern einiges wächst, das ebenfalls den Titel Superfood verdient hätte.

Das passt auch zum Credo: Je weniger Hände das Lebensmittel angefasst haben, bevor es zu dir kommt, desto besser. Je weniger verarbeitet deine Nahrung ist, desto besser ebenfalls. Meide zu stark verarbeitete Lebensmittel. Je länger die Zutatenliste, desto eher solltest du Bedenken entwickeln, ob dieses „Lebensmittel" auch tatsächlich auf deinem Teller landen sollte.

Ein weiteres nützliches Prinzip bei der Auswahl der Lebensmittel ist die Nährstoffdichte. Je höher der Nährstoffgehalt je Kalorie, desto eher solltest du dich von dem betrachteten Lebensmittel angezogen fühlen. **Das ist so auch in den Ampelfarben wiedergegeben: Von Grün über Gelb nach Rot nimmt die Nährstoffdichte ab, das heißt der Anteil an Nährstoffen je Kalorie sinkt.** Das ist ein nützliches Kriterium für dich, wenn es um die Auswahl von Lebensmitteln geht.

Nimm dir Zeit für das Essen und damit auch für dich. In unserer Zeit wird alles immer schneller und aufregender. Gönn' dir um die Nahrungsaufnahme herum Zeit und Ruhe. Dann bekommt dir das Essen auch besser. Stress ist das Gegenteil und im Zusammenhang mit Nahrung nicht erwünscht. Spüre deine Bindung zu dem, was dich am Leben hält und was du bist.

Die magische Formel

Sekundäre Pflanzenstoffe haben viele nützliche Eigenschaften für die Pflanze und auch für dich. Dennoch können zu viele zum falschen Zeitpunkt deine Verdauung behindern und die Aufnahme von Nährstoffen in deinem Magen-Darm-Trakt hemmen. Ein Extrembeispiel wäre, grüne Kartoffeln roh zu essen. Dann erleidest du wohl leichte bis schwere Vergiftungserscheinungen durch das enthaltene Solanin. Die richtige Lagerung (Lichtgeschützt) verhindert die Bildung von Solanin und das Zubereiten der (dann nicht grünen) Kartoffel durch Kochen oder durchgaren, so wie es jeder von klein auf lernt, macht das Solanin unschädlich. Dann wird die Kartoffel das hochwertige und wertvolle Lebensmittel, als das sie so geschätzt wird.

Dieses Beispiel soll nicht zeigen, dass alle sekundären Pflanzenstoffe giftig oder auch nur schädlich sind. Es soll aber verdeutlichen: **Mit der Vor- und Zubereitung hast du alles in der Hand, um das Beste aus pflanzlichen Lebensmitteln herauszuholen.**

Die vereinfachte, magische Formel lautet: einweichen + kochen.

Damit bist du immer auf der sicheren Seite. Diese Formel gilt insbesondere für Hülsenfrüchte (Bohnen, Linsen, Erbsen usw.), aber auch für Getreide (Dinkel, Gerste, Quinoa, Amaranth usw.). Dabei kannst du auch im Einweichwasser kochen, nach dem Kochen kippst du es sowieso weg.

Wenn du dir selbst Sprossen machst oder das gerne ausprobieren möchtest, dann wird die Formel erweitert: **einweichen + keimen + kochen.** Damit bist du endgültig auf der sicheren Seite. Wenn du auf rohe Sprossen stehst und dir den Nährtoffboost von gekeimten Sprossen nicht entgehen lassen möchtest [225,280], geht auch einweichen + keimen.

Das wichtigste dabei ist das Wasser. Sobald die Samen und Kerne in Berührung mit Wasser kommen, fangen sie an, dieses aufzunehmen. In der Natur startet so der Keimungsprozess. In der Küche nutzt du das, denn dadurch setzt du eine Vielfalt von Mechanismen im Samen in Bewegung und Stoffe werden mobilisiert und umgewandelt. Dabei werden auch die hemmenden Stoffe abgebaut.

Mancher dieser Stoffe ist zusätzlich hitzeempfindlich, was erklärt, warum du die Verträglichkeit mit Einweichen, Keimen und Kochen maximierst. Auch Fermentieren ist ein Vorgang, der Lebensmittel durch verschiedene Mechanismen verträglicher macht. Deshalb sind Tempeh als Lebensmittel aus der Sojabohne, oder auch Sauerkraut oder Kimchi besonders verträglich und nahrhaft [281].

Mit Einweichen und Kochen erhöhst du nicht nur die Verträglichkeit, sondern auch die Bioverfügbarkeit vieler Nährstoffe wie Kalzium, Eisen oder Zink. Manche sekundären Pflanzenstoffe können diese Nährstoffe zum Beispiel binden, ein bisschen so wie zwei gegenpolige Magneten. Dann haben deine Verdauungsenzyme keine Chance mehr, an die Nährstoffe zu kommen und du scheidest sie einfach wieder aus. Diesen hemmenden Mechanismus mancher sekundärer Pflanzenstoffe, die in der Bohne oder dem Getreidekorn stecken, schaltest du durch einweichen und kochen aus.

Allerdings führst du dir solche hemmenden Pflanzenstoffe vielleicht auch so zu und weißt es gar nicht. Denn Kaffee und Tee besitzen diese Stoffe ebenfalls! Darum ist es wichtig, dass du kurz vor, während und kurz nach dem Essen keinen Kaffee und keinen Tee zu dir nimmst. Das klingt vielleicht neu für dich, weil es oft anders gehandhabt wird. Eine Missachtung kann aber zum Beispiel zu einer Unterversorgung mit Eisen führen, obwohl eigentlich genug Eisen durch Lebensmittel zugeführt wird. Auf der anderen Seite kannst du auch etwas dafür tun: **Vitamin C macht Eisen besser aufnahmefähig für dich**. Da bringt die Zitrone im Dressing neben der geschmacklichen noch eine weitere Dimension mit [282].

Zubereitung

Ein Anteil von mindestens zwei Portionen Gemüse täglich als Rohkost ist empfehlenswert. Das heißt, du verzehrst dieses Gemüse, ohne es vorher erwärmt oder gekocht zu haben. Ein höherer Anteil schadet nicht, denn meist schonst du dadurch den Gehalt an Vitaminen, sekundären Pflanzenstoffen und Enzymen. Du schonst all die wertvollen Stoffe, von welchen manche recht hitzeempfindlich sind und andere schnell ins Kochwasser ausgewaschen werden [283].

Falls du aus einer Ernährungsform kommst, in der du bis auf gelegentlich grünen Salat wenig roh gegessen hast, dann steigere das langsam.

Du solltest generell schonende Arten der Zubereitung favorisieren. Dazu gehören dünsten, leicht anbraten oder quellen lassen. Das ist oft bekömmlicher als komplett roh, zum Beispiel bei Kohlarten, aber trotzdem schonend. Schonend bedeutet, von den Nährstoffen bleibt mehr vorhanden. **Sei also sanft zu dir und zu deinem Gemüse**. Lange kochen und stark braten sind weniger schonend. Wenn du Gemüse einmal lange kochst, dann kannst du zum Ausgleich versuchen, das Kochwasser mit- und weiterzuverwenden. Viele Nährstoffe werden nämlich in das Wasser ausgewaschen und sind darin dann in höherer Konzentration enthalten.

Mehr zu Vorbereitung, Zubereitung und Durchstarten mit der Methode im Alltag bekommst du mit dem kostenlosen Begleitkurs zum Buch. Schau einfach im nächsten Kapitel vorbei.

Damit bist du am Ende des Buches angelangt.

Ich hoffe von ganzem Herzen, dieses Buch und alle enthaltenen Informationen statten dich mit dem nötigen Handwerkszeug aus, damit du einen Schritt auf deine Wohlfühlernährung zugehst.

Darüber hinaus wünsche ich mir, dass du nicht nur sachlich Erkenntnisse und Werkzeuge gewonnen hast, sondern auch mental und im Geiste gestärkt und motiviert für deine persönliche Reise bist.

Ich hoffe du bist erfüllt von Zuversicht, Mut und Tatendrang und hast ein Eindruck vom Gefühl des Ankommens. Oder zumindest ein Vorgeschmack des Ankommens, dort wo du hin gehörst, weil du jetzt weißt, wie der Weg zu dir selbst aussehen kann. Ankommen bei der eigenen und ganz persönlichen Ernährung, durch die du dich wohlfühlen kannst, dein Leben lang.

Wenn du dich jetzt ein Stück mehr aufgeklärt, sicher und aufgehoben fühlst, habe ich mein Ziel mit dem Buch erreicht.

Ganz viel Mut beim Umsetzen deiner Erkenntnisse und viel Erfolg!

P.S. Brauchst du Hilfe dabei?

Wenn deine Antwort ja ist, dann schau gerne auf meiner Coaching Seite vorbei.

https://www.mindfulplate.de/coaching/

Dort vereinbarst du ganz unverbindlich ein Orientierungsgespräch mit mir und wir schauen gemeinsam, wie ich dir weiterhelfen kann.

Kostenloser Begleitkurs und Community

Starte mit dem **kostenlosen Begleitkurs** zum Buch richtig in deinen Alltag durch. Im Kurs bekommst du praktische Tipps in fünf Lektionen Videomaterial. Zu jeder Lektion bekommst du Informationsmaterial, das dir im Alltag weiterhilft.

Zusätzlich enthält jede Lektion Übungen und Challenges, damit du Schritt für Schritt deinen eigenen Weg mit deiner neuen Ernährung gehen kannst. Falls du Rückfragen für diese Herausforderungen hast, kannst du dich per Mail an mich oder über die Facebook Gruppe an deine Mitstreiter wenden.

Du findest den Kurs hier: https://www.mindfulplate.de/vegan-ohne-hype-begleitkurs/

Die **Facebook-Gruppe** vereint alle Gleichgesinnten zum Thema pflanzliche Protein-Power und ist deine Community zum Austausch und zur Inspiration. Hier kannst du Erfolge teilen und Probleme lösen. Ich werde diese Gruppe als Admin betreuen.

Die Gruppe findest du hier:

https://www.facebook.com/groups/mindfulplate

Eine persönliche Bitte zum Schluss:
Rezensionen sind ein extrem wichtiger Bestandteil von Produkten. Kunden verlassen sich auf deine Rezension, wenn sie vor der Entscheidung stehen, dieses Buch vielleicht auch zu kaufen. Bestimmte Rezensionen waren sehr wahrscheinlich auch bei dir der Grund, warum du dieses Buch gerade liest. Sollte dir das Buch also gefallen haben, wäre ich für eine Bewertung sehr dankbar. Um eine Bewertung zu hinterlassen, logge dich in dein Konto ein und gehe auf die Produktseite von „Vegan ohne Hype", scrolle bis zum Ende und klicke auf „Kundenrezension verfassen".

https://www.amazon.de/review/review-your-purchases

Alternativ kannst du auch über Mein Konto - Meine Bestellungen gehen, und dort eine Rezension abgeben, nachdem du auf den Buchtitel geklickt hast.
Ich lese gerne jede Bewertung und auch jedes persönliche Feedback an mich. Ich bin dir also sehr dankbar, wenn du dieses Buch offen und ehrlich bewertest. Ein Buch lebt und es lebt vor allem durch dich!

Nun danke ich dir für den Kauf, die Bewertung meines Buches und wünsche dir viel Spaß beim Umsetzen!

Sebastian

Quellenverzeichnis

1. Kothapalli KSD, Ye K, Gadgil MS, et al. Positive selection on a regulatory insertion-deletion polymorphism in FADS2 influences apparent endogenous synthesis of arachidonic acid. *Mol Biol Evol*. 2016;33(7):1726-1739.

2. Bevilacqua L, Goldman D. Genes and addictions. *Clin Pharmacol Ther*. 2009;85(4):359-361.

3. Choquet H, Meyre D. Genetics of obesity: what have we learned? *Curr Genomics*. 2011;12(3):169-179.

4. Shadrina M, Bondarenko EA, Slominsky PA. Genetics factors in major depression disease. *Front Psychiatry*. 2018;9(334):1-18.

5. Drabsch T, Holzapfel C. A scientific perspective of personalised gene-based dietary recommendations for weight management. *Nutrients*. 2019;11(3):1-14.

6. Acheson KJ, Zahorska-Markiewicz B, Pittet P, Anantharaman K, Jéquier E. Caffeine and coffee: their influence on metabolic rate and substrate utilization in normal weight and obese individuals. *Am J Clin Nutr*. 1980;33:989-997.

7. Di Feliceantonio AG, Coppin G, Rigoux L, et al. Supra-additive effects of combining fat and carbohydrate on food reward. *Cell Metab*. 2018;28(1):33-44.

8. Bao J, Atkinson F, Petocz P, Willett WC, Brand-Miller JC. Prediction of postprandial glycemia and insulinemia in lean, young, healthy adults: glycemic load compared with carbohydrate content alone. *Am J Clin Nutr*. 2011;93(5):984-996.

9. GBD 2017 Diet Collaborators. Health effects of dietary risks in 195 countries, 1990 – 2017: a systematic analysis for the Global Burden of Disease Study 2017. *Lancet*. 2019;393.

10. Cottrell T, Zigmond D. Buddha was a data scientist. *Techcrunch*. 2016. doi:https://techcrunch.com/2016/09/06/buddha-was-a-data-scientist/

11. Moore VM, Davies MJ. Diet during pregnancy, neonatal outcomes and later health. *Reprod Fertil Dev*. 2005;17:341-348.

12. Moore VM, Davies MJ, Willson KJ, Worsley A, Robinson JS. Dietary composition of pregnant women is related to size of the baby at birth. *J Nutr*. 2004;(March):1820-1826.

13. Crossland RF, Balasa A, Ramakrishnan R, Mahadevan SK, Fiorotto ML, Van den Veyver IB. Chronic maternal low-protein diet in mice affects anxiety, night-time energy expenditure and sleep patterns, but not circadian rhythm in male offspring. *PLoS One*. 2017;13(1):1-21.

14. Lee SE, Talegawkar SA, Merialdi M, Caulfield LE. Dietary intakes of women during pregnancy in low- and middle-income countries. *Public Health Nutr*. 2012;16(8):1340-1353.

15. Sandberg LG, Steckel RH. Soldier, soldier, what made you grow so tall? A study of height , health, and nutrition in Sweden, 1720 – 1881. *Econ Hist (Sweden)*. 1980;23(2):91-105.

16. Rich-Edwards JW, Ganmaa D, Pollak MN, et al. Milk consumption and the prepubertal somatotropic axis. *Nutr J*. 2007;6:1-8.

17. Hoppe C, Udam TR, Lauritzen L, Mølgaard C, Juul A, Michaelsen KF. Animal protein intake, serum insulin-like growth factor I, and growth in healthy 2.5-y-old Danish children. *Am J Clin Nutr*. 2004;80(May):447-452.

18. Thorisdottir B, Gunnarsdottir I, Palsson GI, Halldorsson TI, Thorsdottir I. Animal protein intake at 12 months is associated with growth factors at the age of six. *Acta Paediatr Int J Paediatr*. 2014;103(5):512-517.

19. Okereke OI, Rosner BA, Kim DH, et al. Dietary fat types and 4-year cognitive change in community- dwelling older women. *Ann Neurol*. 2012;72(1):124-134.

20. Case A, Paxson C. Height, health, and cognitive function at older ages. *Am Econ Rev*. 2008;98(2):463-467.

21. Bourre JM. Effects of nutrients (in food) on the structure and function of the nervous system: update on dietary requirements for brain. Part 1: micronutrients. *J Nutr Health Aging*. 2006;10(5):377-385.

22. Fiocco AJ, Shatenstein B, Ferland G, et al. Sodium intake and physical activity impact cognitive maintenance in older adults: the NuAge Study. *Neurobiol Aging*. 2012;33(4):829.e21-829.e28.

23. Takeuchi M, Kikuchi S, Sasaki N, et al. Involvement of advanced glycation end-products (AGEs) in Alzheimer's disease. *Curr Alzheimer Res*. 2004;1(1):39-46.

24. Deaton A. Height, health, and development. *Proc Natl Acad Sci*. 2007;104(33):13232-13237.

25. Goss AM, Goree LL, Ellis AC, et al. Effects of diet macronutrient composition on body composition and fat distribution during weight maintenance and weight loss. *Obesity*. 2013;21(6):1139-1142.

26. Farnsworth E, Luscombe ND, Noakes M, Wittert G, Argyiou E, Clifton PM. Effect of a high-protein, energy-restricted diet on body composition, glycemic control, and lipid concentrations in overweight and obese hyperinsulinemic men and women. *Am J Clin Nutr*. 2003;78(1):31-39.

27. Noakes M, Keogh JB, Foster PR, Clifton PM. Effect of an energy-restricted , high-protein , low-fat diet relative to a conventional high-carbohydrate , low-fat diet on weight loss , body composition , nutritional status , and markers of cardiovascular health in obese women 1 – 3. 2018;(July):1298-1306.

28. Morenga LT, Williams S, Brown R, Mann J. Effect of a relatively high-protein, high-fiber diet on body composition and metabolic risk factors in overweight women. *Eur J Clin Nutr*. 2010;64(11):1323-1331. doi:10.1038/ejcn.2010.163

29. Leaf A, Antonio J. The effects of overfeeding on body composition: the Role of macronutrient composition – a narrative review. *Int J Exerc Sci*. 2017;10(8):1275-1296.

30. Liu HR. Health-promoting components of fruits and vegetables in the diet. *Adv Nutr*. 2013;4(3):384-392.

31. Kaput J. Diet-disease gene interactions. *Nutrition*. 2004;20(1):26-31.

32. Lillycrop KA, Burdge GC. Maternal diet as a modifier of offspring epigenetics. *J Dev Orig Health Dis*. 2015;6(2):88-95.

33. Anderson OS, Sant KE, Dolinoy DC. Nutrition and epigenetics: an interplay of dietary methyl donors , one-carbon metabolism and DNA methylation. *J Nutr Biochem*. 2012;23(8):853-859.

34. Geraghty AA, Lindsay KL, Alberdi G, Mcauliffe FM, Gibney ER. Nutrition during pregnancy impacts offspring's epigenetic status—evidence from human and animal studies. *Nutr Metab Insights*. 2015;8(s1):41-47.

35. Kirchner H, Osler ME, Krook A, Zierath JR. Epigenetic flexibility in metabolic regulation: disease cause and prevention? *Trends Cell Biol*. 2013;23(5):203-209.

36. Mattar R, Ferraz De Campos D, Flair M, Carrilho J. Lactose intolerance: diagnosis, genetic, and clinical factors. *Clin Exp Gastroenterol*. 2012;5:113-121.

37. Price WA. *Nutrition and Physical Degeneration- A Comparison of Primitive and Modern Diets and Their Effects*. 8th ed. Price-Pottenger Nutrition Foundation; 1939.

38. Temple NJ. Fat, sugar, whole grains and heart disease: 50 years of confusion. *Nutrients*. 2018;10(39):1-9.

39. Trowell HC, Burkitt DP, eds. *Western Diseases: Their Emergence and Prevention*. Harvard University Press; 1981.

40. Willcox CD, Scapagnini G, Willcox BJ. Healthy aging diets other than the Mediterranean: a focus on the Okinawan diet. *Mech Ageing Dev*. 2014;136137:148-162.

41. Campbell TC, Parpia B, Chen J. Diet, lifestyle, and the etiology of coronary artery disease: the Cornell China Study. *Am J Cardiol*. 1998;82(10 B):18-21.

42. Ziegler RG, Hoover RN, Pike MC, et al. Migration patterns and breast cancer risk in Asian-American women. *J Natl Cancer Inst.* 1993;85(22):1819-1827.

43. Mancilha-Carvalho J de J, Souza e Silva NA. The Yanomami Indians in the INTERSALT study. *Arq Bras Cardiol.* 2003;80(3):289-300.

44. Willcox CD, Willcox BJ, Todoriki H, Suzuki M. The okinawan diet: Health implications of a low-calorie, nutrient-dense, antioxidant-rich dietary pattern low in glycemic load. *J Am Coll Nutr.* 2009;28(November 2013):500S-516S.

45. Golemis EA, Scheet P, Beck TN, et al. Molecular mechanisms of the preventable causes of cancer in the United States. *Genes Dev.* 2018;32(13-14):868-902.

46. Cruz-Coke R, Etcheverry R, Nagel R. Influence of migration on blood pressure of easter islanders. *Lancet.* 1964;(1943):697-699.

47. World Health Organization. *Globalization, Diets and Noncommunicable Diseases.*; 2002.

48. Hullar MAJ, Fu BC. Diet, the gut microbiome, and epigenetics. *Cancer J.* 2014;20(3):170-175.

49. Thursby E, Juge N. Introduction to the human gut microbiota. *Biochem J.* 2017;474(11):1823-1836.

50. Chambers ES, Preston T, Frost G, Morrison DJ. Role of gut microbiota-generated short-chain fatty acids in metabolic and cardiovascular health. *Curr Nutr Rep.* 2018;7(4):198-206.

51. Dalile B, Van Oudenhove L, Vervliet B, Verbeke K. The role of short-chain fatty acids in microbiota–gut–brain communication. *Nat Rev Gastroenterol Hepatol.* 2019.

52. David LA, Maurice CF, Carmody RN, et al. Diet rapidly and reproducibly alters the human gut microbiome. *Nature.* 2014;505(7484):559-563.

53. Marchesi JR, Adams DH, Fava F, et al. The gut microbiota and host health: a new clinical frontier. *Gut.* 2016;65(2):330-339.

54. Singh RK, Chang H-W, Yan D, et al. Influence of diet on the gut microbiome and implications for human health. *J Transl Med*. 2017;15(1):73.

55. Devkota S, Wang Y, Musch MW, et al. Dietary-fat-induced taurocholic acid promotes pathobiont expansion and colitis in Il10-/- mice. *Nature*. 2012;487(7405):104-108.

56. Dominianni C, Sinha R, Goedert JJ, et al. Sex, body mass index, and dietary fiber intake influence the human gut microbiome. *PLoS One*. 2015;10(4):1-14.

57. Sonnenburg JL, Bäckhed F. Diet-microbiota interactions as moderators of human metabolism. *Nature*. 2016.

58. Liang S, Wu X, Jin F. Gut-brain psychology: rethinking psychology from the microbiota–gut–brain axis. *Front Integr Neurosci*. 2018;12(33):1-24.

59. Dinan TG, Cryan JF. Melancholic microbes: a link between gut microbiota and depression? *Neurogastroenterol Motil*. 2013;25(9):713-719.

60. Zhou L, Foster JA. Psychobiotics and the gut-brain axis : in the pursuit of happiness. *Neuropsychiatr Dis Treat*. 2015;11:715-723.

61. Max Rubner-Institut. *Nationale Verzehrs Studie II.*; 2008.

62. Cordain L, Eaton SB, Sebastian A, et al. Origins and evolution of the Western diet: health implications for the 21st century. *Am J Clin Nutr*. 2005;81(2):341-354.

63. Ma J, Fox CS, Jacques PF, et al. Sugar-sweetened beverage, diet soda, and fatty liver disease in the Framingham Heart Study cohorts. *J Hepatol*. 2015;63(2):462-469.

64. Popkin BM. Global nutrition dynamics: the world is shifting rapidly toward a diet linked with noncommunicable diseases. *Am J Clin Nutr*. 2006;84:289-298.

65. Most J, Tosti V, Redman LM, Fontana L. Calorie restriction in humans: an update. *Ageing Res Rev*. 2016;39:36-45.

66. López-Otín C, Galluzzi L, Freije JMP, Madeo F, Kroemer G. Metabolic Control of Longevity. *Cell.* 2016;166(4):802-821.

67. Foster-Powell K, Holt SH, Brand-Miller JC. International table of glycemic index and glycemic load values: 2002. *Am J Clin Nutr.* 2002;76:5-56.

68. Holt SHA, Brand Miller JC, Petocz P. An insulin index of foods: the insulin demand generated by 1000-kJ portions of common foods. *Am J Clin Nutr.* 1997;66:1264-1276.

69. Nuttall FQ, Mooradian AD, Gannon MC, Billington CJ, Krezowski P. Effect of protein ingestion on the glucose and insulin response to a standardized oral glucose load. *Diabetes Care.* 1984;7(5):465-470.

70. Hall JE, Guyton AC. *Guyton and Hall Textbook of Medical Physiology.* 12th ed. Saunders; 2010.

71. Wasserman DH. Four grams of glucose. *Am J Physiol Metab.* 2009;296(1):E11-E21.

72. Brun JF, Fedou C, Mercier J. Postprandial reactive hypoglycemia. *Diabetes Metab.* 2000;26:337-351.

73. Bell DS. Importance of postprandial glucose control. *South Med J.* 2001;94(8).

74. Zanchi D, Depoorter A, Egloff L, et al. The impact of gut hormones on the neural circuit of appetite and satiety: a systematic review. *Neurosci Biobehav Rev.* 2017;80(June):457-475.

75. Valachovičová M, Krajčovičová-Kudláčková M, Blažíček P, Babinská K. No evidence of insulin resistance in normal weight vegetarians: a case control study. *Eur J Nutr.* 2006;45(1):52-54.

76. Kuo CS, Lai NS, Ho LT, Lin CL. Insulin sensitivity in Chinese ovo-lactovegetarians compared with omnivores. *Eur J Clin Nutr.* 2004;58(2):312-316.

77. Blaak EE. Prevention and treatment of obesity and related complications: a role for protein? *Int J Obes.* 2006;30:S24-S27.

78. Ezzati M, Riboli E. Behavioral and dietary risk factors for noncommunicable diseases. *N Engl J Med*. 2013;369(10):954-964.

79. Mutter J, Curth A, Naumann J, Deth R, Walach H. Does inorganic mercury play a role in Alzheimer's disease? A systematic review and an integrated molecular mechanism. *J Alzheimer's Dis*. 2010;22:357-374.

80. De Sole P, Rossi C, Chiarpotto M, et al. Possible relationship between Al/ferritin complex and Alzheimer' s disease. *Clin Biochem*. 2013;46(1-2):89-93.

81. Melnik BC, John SM, Carrera-Bastos P, Cordain L. The impact of cow's milk-mediated mTORC1-signaling in the initiation and progression of prostate cancer. *Nutr Metab*. 2012;9(1):1.

82. Melnik BC, Schmitz G, John SM, Carrera-Bastos P, Lindeberg S, Cordain L. Metabolic effects of milk protein intake strongly depend on pre-existing metabolic and exercise status. *Nutr Metab (Lond)*. 2013;10:1-6.

83. van Vliet S, Burd NA, van Loon LJC. The skeletal muscle anabolic response to plant- versus animal-based protein consumption. *J Nutr*. 2015;145(9):1981-1991.

84. Holeček M. Branched-chain amino acids in health and disease: metabolism, alterations in blood plasma, and as supplements. *Nutr Metab*. 2018;15(1):1-12.

85. Genkinger JM, Koushik A. Meat consumption and cancer risk. *PLoS Med*. 2007;4(12):e345.

86. Cross AJ, Leitzmann MF, Gail MH, Hollenbeck AR, Schatzkin A, Sinha R. A prospective study of red and processed meat intake in relation to cancer risk. *PLoS Med*. 2007;4(12):1973-1984.

87. Melnik BC. Excessive leucine-mTORC1-signalling of cow milk-based infant formula: the missing link to understand early childhood obesity. *J Obes*. 2012;2012:1-14.

88. Galgani JE, Uauy RD, Aguirre CA, Díaz EO. Effect of the dietary fat quality on insulin sensitivity. *Br J Nutr*. 2008;100(3):471-479.

89. Luukkonen PK, Sädevirta S, Zhou Y, et al. Saturated fat is more metabolically harmful for the human liver than unsaturated fat or simple sugars. In: *Diabetes Care*. Vol 41. ; 2018:1732-1739.

90. Summers LKM, Fielding BA, Bradshaw HA, et al. Substituting dietary saturated fat with polyunsaturated fat changes abdominal fat distribution and improves insulin sensitivity. *Diabetologia*. 2002;45:369-377.

91. US Department of Health and Human Services, USDA. *Report of the Dietary Guidelines Advisory Committee on the Dietary Guidelines for Americans, 2010.*; 2010.

92. Souci SW, Fachmann W, Kraut H. *Die Zusammensetzung Der Lebensmittel, Nährwert-Tabellen*. 2nd ed. Stuttgart: Wissenschaftliche Verlagsgesellschaft; 2008.

93. Kamper A, Strandgaard S. Long-Term Effects of High-Protein Diets on Renal Function. 2017;(June):1-23.

94. Cummings JH. Absorption and secretion by the colon. *Gastroenterology*. 1975;56(5):966-971.

95. Norat T, Dossus L, Rinaldi S, et al. Diet, serum insulin-like growth factor-I and IGF-binding protein-3 in European women. *Eur J Clin Nutr*. 2007;61:91-98.

96. Allen NE, Appleby PN, Davey GK, Kaaks R, Rinaldi S, Key TJ. The Associations of diet with serum insulin-like growth factor I and its main binding proteins in 292 women meat-eaters, vegetarians, and vegans. *Cancer Epidemiol Biomarkers Prev*. 2002;11(November):1441-1448.

97. Song M, Fung TT, Hu FB, et al. Association of animal and plant protein intake with all-cause and cause-specific mortality. *JAMA Intern Med*. 2016;176(10):1453-1463.

98. Research Fund World Cancer. *Food, Nutrition, Physical Activity, and the Prevention of Cancer: A Global Perspective.*; 2007.

99. Schüler R, Osterhoff MA, Frahnow T, et al. High-saturated-fat diet increases circulating angiotensin-converting enzyme, which is enhanced by the rs4343 polymorphism defining persons at risk of nutrient-dependent increases of blood pressure. *J Am Heart Assoc.* 2017;6(1):1-11.

100. De Koning L, Fung TT, Liao X, et al. Low-carbohydrate diet scores and risk of type 2 diabetes in men. *Am J Clin Nutr.* 2011;93(4):844-850.

101. Lagiou P, Sandin S, Lof M, Trichopoulos D, Adami HO, Weiderpass E. Low carbohydrate-high protein diet and incidence of cardiovascular diseases in Swedish women: prospective cohort study. *BMJ.* 2012;345(7864):1-11.

102. Frahnow T. Bioinformatische Analyse der NUGAT-Studie. 2016.

103. Fung TT, van Dam RM, Hankinson SE, Willett WC. Low-carbohydrate diets and all-cause and cause-specific mortality: two cohort Studies. *Ann Intern Med.* 2010;153(5):289-298.

104. Halton TL, Willett WC, Liu S, et al. Low-carbohydrate-diet score and the risk of coronary heart disease in women. *N Engl J Med.* 2006;355(19):1991-2002.

105. Bilsborough SA, Crowe TC. Low-carbohydrate diets: what are the potential short- and long-term health implications? *Asia Pac J Clin Nutr.* 2003;12(4):396-404.

106. Ludwig DS, Hu FB, Tappy L, Brand-Miller J. Dietary carbohydrates: role of quality and quantity in chronic disease. *BMJ.* 2018;361.

107. Ebbesson SOE, Risica PM, Ebbesson LOE, John M. Eskimos have CHD despite high consumption of omega-3 fatty acids: the Alaska Siberia-project. *Int J Circumpolar Health.* 2005;64(4):387-395.

108. Fodor GJ, Helis E, Yazdekhasti N, Vohnout B. “Fishing” for the origins of the “Eskimos and heart disease” story. Facts or wishful thinking? A review. *Can J Cardiol.* 2014.

109. Ebbesson SOE, Adler AI, Risica PM, et al. Cardiovascular disease and risk factors in three Alaskan Eskimo populations: the Alaska-Siberia project. *Int J Circumpolar Health.* 2005;64(4):365-386.

110. Pedersen HS, Mulvad G, Seidelin KN, Malcom GT, Boudreau DA. N-3 fatty acids as a risk factor for haemorrhagic stroke. *Lancet.* 1999;353:812-813.

111. Bjerregaard P, Dyerberg J. Mortality from ischaemic heart disease and cerebrovascular disease in Greenland. *Int J Epidemiol.* 1988;17(3):514-519.

112. Inuit Circumpolar Council Canada. *Health Systems Serving Inuit Communities across the Arctic.*; 2011.

113. Mann G V, Spoerry A, Gray M, Jarashow D. Atherosclerosis in the Masai. *Am J Epidemiol.* 1972;95.

114. Keller A, Graefen A, Ball M, et al. New insights into the Tyrolean Iceman's origin and phenotype as inferred by whole-genome sequencing. *Nat Commun.* 2012;3.

115. Franco DA, Webb J, Taylor CE. Antibiotic and sulfonamide residues in meat: implications for human health. *J Food Prot.* 1990;53(2):178-185.

116. Economou V, Gousia P. Agriculture and food animals as a source of antimicrobial-resistant bacteria. *Infect Drug Resist.* 2015;8:49-61.

117. Waters AE, Contente-Cuomo T, Buchhagen J, et al. Multidrug-resistant Staphylococcus aureus in US meat and poultry. *Br Rep.* 2011;52:1227-1230.

118. Polz MF, Alm EJ, Hanage WP. Horizontal gene transfer and the evolution of bacterial and archaeal population structure. *Trends Genet.* 2013;29(3):170-175.

119. Kourtis AP, Hatfield K, Baggs J, et al. Vital signs: epidemiology and recent trends in Methicillin-resistant and in Methicillin-susceptible Staphylococcus aureus bloodstream infections. *Morb Mortal Wkly Rep.* 2019;68(9).

120. Reig M, Toldra F. Veterinary drug residues in meat: concerns and rapid methods for detection. *Meat Sci.* 2008;78:60-67.

121. Beyene T. Veterinary drug residues in food-animal products: its risk factors and potential effects on public health. *J Vet Sci Technol*. 2016;7(1).

122. Baynes RE, Dedonder K, Kissell L, et al. Health concerns and management of select veterinary drug residues. *Food Chem Toxicol*. 2015. doi:5.12.020

123. Moreno L, Lanusse C. Veterinary drug residues in meat-related edible tissues. In: *New Aspects of Meat Quality*. Elsevier Ltd; 2017:581-603.

124. Moreno L, Lanusse C. Specific veterinary drug residues of concern in meat production. In: *New Aspects of Meat Quality*. Elsevier Ltd; 2017:605-627.

125. Camilleri GM, Verger EO, Huneau J-F, Carpentier F, Dubuisson C, Mariotti F. Plant and animal protein intakes are differently associated with nutrient adequacy of the diet of french adults. *J Nutr*. 2013;143(9):1466-1473.

126. Bianchi CM, Egnell M, Huneau J-F, Mariotti F. Plant protein intake and dietary diversity are independently associated with nutrient adequacy in french adults. *J Nutr*. 2016;146(11):2351-2360.

127. Fraser GE. Associations between diet and cancer, ischemic heart disease, and all-cause mortality in non-Hispanic white California seventh-day adventists. *Am J Clin Nutr*. 1999;70:532-538.

128. Ganmaa D, Sato A. The possible role of female sex hormones in milk from pregnant cows in the development of breast, ovarian and corpus uteri cancers. *Med Hypotheses*. 2005;65(6):1028-1037.

129. Buettner D. *The Blue Zones: Lessons for Living Longer from the People Who've Lived the Longest*. Mass Marke. National Geographic; 2008.

130. Levine ME, Suarez JA, Brandhorst S, et al. Low protein intake is associated with a major reduction in IGF-1, cancer, and overall mortality in the 65 and younger but not older population. *Cell Metab*. 2014;19(3):407-417.

131. Ganmaa D, Li XM, Wang J, Qin LQ, Wang PY, Sato A. Incidence and mortality of testicular and prostatic cancers in relation to world dietary practices. *Int J Cancer*. 2002;98(2):262-267.

132. Sharples AP, Hughes DC, Deane CS, Saini A, Selman C, Stewart CE. Longevity and skeletal muscle mass: the role of IGF signalling, the sirtuins, dietary restriction and protein intake. *Aging Cell*. 2015;14(4):511-523.

133. López-Torres M, Barja G. Lowered methionine ingestion as responsible for the decrease in rodent mitochondrial oxidative stress in protein and dietary restriction- possible implications for humans. *Biochim Biophys Acta*. 2008;1780:1337-1347.

134. Solon-Biet SM, McMahon AC, Ballard JWO, et al. The ratio of macronutrients, not caloric intake, dictates cardiometabolic health, aging, and longevity in ad libitum-fed mice. *Cell Metab*. 2014;19(3):418-430.

135. Allen NE, Key TJ, Appleby PN, et al. Animal foods, protein, calcium and prostate cancer risk: the European Prospective Investigation into Cancer and nutrition. *Br J Cancer*. 2008;98:1574-1581.

136. Qin L-Q, Sm J-YX, Wang P-Y, Tong J. Milk consumption is a risk factor for prostate cancer in Western countries: evidence from cohort studies. *Asia Pac J Clin Nutr*. 2007;16(March 2006):467-476.

137. Chan JM, Stampfer MJ, Ma J, Gann PH, Gaziano MJ, Giobannucci EL. Dairy products, calcium, and prostate cancer risk in the Physicians' Health Study. *Am J Clin Nutr*. 2001;74:549-554.

138. Jacobsen BK, Knutsen SF, Fraser GE. Does high soy milk intake reduce prostate cancer incidence? The Adventist Health Study (United States). *Cancer Causes Control*. 1998;9(6):553-557.

139. Campbell CT, Campbell TM. *China Study- Pflanzenbasierte Ernährung Und Ihre Wissenschaftliche Begründung*. 4th ed. Verlag Systemische Medizin; 2004.

140. Hamilton-Reeves JM, Vazquez G, Duval SJ, Phipps WR, Kurzer MS, Messina MJ. Clinical studies show no effects of soy protein or isoflavones on reproductive hormones in men: results of a meta-analysis. *Fertil Steril*. 2010;94(3):997-1007.

141. Clarke R, Frost C, Collins R, Appleby P, Peto R. Dietary lipids and blood cholesterol: quantitative meta-analysis of metabolic ward studies. *Bmj*. 1997;314(7074):112-117.

142. Chalvon-Demersay T, Azzout-Marniche D, Arfsten J, et al. A systematic review of the effects of plant compared with animal protein sources on features of metabolic syndrome. *J Nutr*. 2017;147:281-292.

143. Desroches S, Mauger J-F, Ausman LM, Lichtenstein AH, Lamarche B. Soy protein favorably affects LDL size independently of isoflavones in hypercholesterolemic men and women. *J Nutr*. 2004;134(3):574-579.

144. Wang TJ, Larson MG, Vasan RS, et al. Metabolite profiles and the risk of developing diabetes. *Nat Med*. 2011;17(4):448-453.

145. Sluijs I, Beulens JWJ, van der A DL, Spijkerman AM, Grobbee DE, van der Schouw YT. Dietary intake of total, animal, and vegetable protein and risk of type 2 diabetes in the European Prospective (EPIC)-NL Study. *Diabetes Care*. 2010;33(1):1-6.

146. Hung C-J, Huang P-C, Li Y-H, Lu S-C, Ho L-T, Chou H-F. Taiwanese vegetarians have higher insulin sensitivity than omnivores. *Br J Nutr*. 2006;95(1):129-135.

147. Stipanuk MH, Ueki I. Dealing with methionine/homocysteine sulfur: cysteine metabolism to taurine and inorganic sulfur. *J Inherit Metab Dis*. 2011;34(1):17-32.

148. Garlick PJ. Toxicity of methionine in humans. *J Nutr*. 2006;(22):1722-1725.

149. Jiang Z, Zhang X, Yang L, Li Z, Qin W. Effect of restricted protein diet supplemented with keto analogues in chronic kidney disease: a systematic review and meta-analysis. *Int Urol Nephrol*. 2015;48(3):409-418.

150. Kamper A-L, Strandgaard S. Long-term effects of high-protein diets on renal function. *Annu Rev Nutr*. 2017;37(1):347-369.

151. Halkjær J, Olsen A, Overvad K, et al. Intake of total, animal and plant protein and subsequent changes in weight or waist circumference in European men and women: the Diogenes project. *Int J Obes*. 2011;35(8):1104-1113.

152. Richter CK, Skulas-Ray AC, Champagne CM, Kris-Etherton PM. Plant protein and animal proteins: do they differentially affect cardiovascular disease risk? *Adv Nutr*. 2015;6:712-728.

153. Tharrey M, Mariotti F, Mashchak A, Barbillon P, Delattre M, Fraser GE. Patterns of plant and animal protein intake are strongly associated with cardiovascular mortality: the Adventist Health Study-2 cohort. *Int J Epidemiol*. 2018;47(5):1603-1612.

154. Song M, Fung TT, Hu FB, et al. Association of Animal and Plant Protein Intake With All-Cause and Cause-Specific Mortality. *JAMA Intern Med*. 2016;176(10):1453. doi:10.1001/jamainternmed.2016.4182

155. Shang X, Scott D, Hodge A, et al. Dietary protein from different food sources, incident metabolic syndrome and changes in its components: an 11-year longitudinal study in healthy community-dwelling adults. *Clin Nutr*. 2016:1-9.

156. Lonnie M, Hooker E, Brunstrom JM, et al. Protein for life: review of optimal protein intake, sustainable dietary sources and the effect on appetite in ageing adults. *Nutrients*. 2018;10(3):1-18.

157. Young VR, Pellett PL. Plant proteins in relation to human and amino acid nutrition. *Am J Clin Nutr*. 1994;59(suppl):1203S-12S.

158. Labunskyy VM, Hatfield DL, Gladyshev VN. Selenoproteins: molecular pathways and physiological roles. *Physiol Rev*. 2014;94(3):739-777.

159. Deutsche Gesellschaft für Ernährung. *Ausgewählte Fragen Und Antworten Zu Protein Und Unentbehrlichen Aminosäuren*. Bonn; 2017.

160. Kerksick CM, Arent S, Schoenfeld BJ, et al. International society of sports nutrition position stand: nutrient timing. *J Int Soc Sports Nutr*. 2017;14(1):1-21.

161. Fryburg DA, Barrett EJ, Louard RJ, Gelfand RA. Effect of starvation on human muscle protein metabolism and its response to insulin. *Am J Physiol Metab*. 1990.

162. O'Rourke RW. Metabolic thrift and the genetic basis of human obesity. *Ann Surg*. 2014;259(4):642-648.

163. Rennie MJ, Wackerhage H, Spangenburg EE, Booth FW. Control of the size of the human muscle mass. *Annu Rev Physiol*. 2004;66(9):799-828.

164. von Loeffelholz C, Birkenfeld A. The role of non-exercise activity thermogenesis in human obesity. In: Feingold KR, Anawalt B, Boyce A, eds. *Endotext*. ; 2000.

165. Kinabo JL, Durnin J V. Thermic effect of food in man: effect of meal composition, and energy content. *Br J Nutr*. 1990;64(1):37-44.

166. Westerterp-Plantenga MS, Luscombe-Marsh N, Lejeune MPGM, et al. Dietary protein, metabolism, and body-weight regulation: dose-response effects. *Int J Obes*. 2006;30(SUPPL. 3):16-23.

167. Hall KD, Guo J. Obesity energetics: body weight regulation and the effects of diet composition. *Gastroenterology*. 2017;152(7):1718-1727.

168. van Milgen J. Modeling biochemical aspects of energy metabolism in mammals. *J Nutr*. 2002;132(10):3195-3202.

169. Pannemans DLE, Wagenmakers AJM, Westerterp KR, Schaafsma G, Halliday D. Effect of protein source and quantity on protein metabolism in elderly women. *Am J Clin Nutr*. 1998;68(6):1228-1235.

170. Tessari P, Kiwanuka E, Zanetti M, Barazzoni R. Postprandial body protein synthesis and amino acid catabolism measured with leucine and phenylalanine-tyrosine tracers. *Am J Physiol Metab*. 2003;284(5):E1037-E1042.

171. Aragon AA, Schoenfeld BJ, Wildman R, et al. International society of sports nutrition position stand: diets and body composition. *J Int Soc Sports Nutr*. 2017;14(1):1-19.

172. Halton TL, Hu FB. The effects of high protein diets on thermogenesis, satiety and weight loss: a critical review. *J Am Coll Nutr*. 2004;23(5):373-385.

173. Jéquier E. Pathways to obesity. *Int J Obes*. 2002;26:12-17.

174. World Health Organization. *Protein and Amino Acid Requirements in Human Nutrition*. Vol 936.; 2007.

175. Veldhorst M, Smeets A, Soenen S, et al. Protein-induced satiety: effects and mechanisms of different proteins. *Physiol Behav*. 2008;94(2):300-307.

176. Westerterp-Plantenga MS, Lemmens SG, Westerterp KR. Dietary protein- its role in satiety, energetics, weight loss and health. *Br J Nutr*. 2012;108(S2):S105-S112.

177. Petzke KJ, Klaus S. Reduced postprandial energy expenditure and increased exogenous fat oxidation in young woman after ingestion of test meals with a low protein content. *Nutr Metab*. 2008;5(1):1-8.

178. Zurlo F, Larson K, Bogardus C, Ravussin E. Skeletal muscle metabolism is a major determinant of resting energy expenditure. *J Clin Invest*. 1990;86(5):1423-1427.

179. Sanchez AMJ, Candau RB, Bernardi H. FoxO transcription factors: their roles in the maintenance of skeletal muscle homeostasis. *Cell Mol Life Sci*. 2013;71(9):1657-1671.

180. Wolfe RR. The underappreciated role of muscle in health and disease. *Am J Clin Nutr*. 2006;84(August):475-482.

181. Churchward-Venne TA, Burd NA, Phillips SM. Nutritional regulation of muscle protein synthesis with resistance exercise: strategies to enhance anabolism. *Nutr Metab (Lond)*. 2012;9(1):40.

182. Morton RW, Murphy KT, McKellar SR, et al. A systematic review, meta-analysis and meta-regression of the effect of protein supplementation on resistance training-induced gains in muscle mass and strength in healthy adults. *Br J Sports Med.* 2018;52(6):376-384.

183. Valtueña S, Salas-Salvadó J, Lorda PG. The respiratory quotient as a prognostic factor in weight-loss rebound. *Int J Obes.* 1997;21(9):811-817.

184. Tipton KD. Factors that influence the amount of protein necessary to maximize the anabolic response of muscle following resistance exercise. *Sport Sci Exch.* 2017;28(172):1-6.

185. Egerman MA, Glass DJ. Signaling pathways controlling skeletal muscle mass. *Crit Rev Biochem Mol Biol.* 2014;49(1):59-68.

186. Deutz NEP, Bauer JM, Barazzoni R, et al. Protein intake and exercise for optimal muscle function with aging: recommendations from the ESPEN expert group. *Clin Nutr.* 2014;33(6):929-936.

187. Tipton KD, Phillips SM. Dietary protein for muscle hypertrophy. *Nestle Nutr Inst Workshop Ser.* 2013;76:73-84.

188. van Vliet S, Beals JW, Martinez IG, Skinner SK, Burd NA. Achieving optimal post-exercise muscle protein remodeling in physically active adults through whole food consumption. *Nutrients.* 2018;10(2).

189. Miquel-Kergoat S, Azais-Braesco V, Burton-Freeman B, Hetherington MM. Effects of chewing on appetite, food intake and gut hormones: a systematic review and meta-analysis. *Physiol Behav.* 2015;151:88-96.

190. Brennan IM, Luscombe-Marsh ND, Seimon R V, et al. Effects of fat, protein, and carbohydrate and protein load on appetite, plasma cholecystokinin, peptide YY, and ghrelin, and energy intake in lean and obese men. *Am J Physiol Liver Physiol.* 2012;303(1):129-140.

191. Marmonier C, Chapelot D, Louis-Sylvestre J. Effects of macronutrient content and energy density of snacks consumed in a satiety state on the onset of the next meal. *Appetite.* 2000;34(2):161-168.

192. Ortinau LC, Hoertel HA, Douglas SM, Leidy HJ. Effects of high-protein vs. high-fat snacks on appetite control, satiety, and eating initiation in healthy women. *Nutr J.* 2014;13(1):97.

193. Diepvens K, Häberer D, Westerterp-Plantenga M. Different proteins and biopeptides differently affect satiety and anorexigenic/orexigenic hormones in healthy humans. *Int J Obes.* 2008;32(3):510-518.

194. Chambers L, McCrickerd K, Yeomans MR. Optimising foods for satiety. *Trends Food Sci Technol.* 2015;41(2):149-160.

195. Simpson SJ, Raubenheimer D. Obesity: the protein leverage hypothesis. *Obes Rev.* 2005;6(2):133-142.

196. Martens EA, Lemmens SG, Westerterp-Plantenga MS. Protein leverage affects energy intake of high-protein diets in humans. *Am J Clin Nutr.* 2013;97(1):86-93.

197. Gosby AK, Conigrave AD, Raubenheimer D, Simpson SJ. Protein leverage and energy intake. *Obes Rev.* 2014;15(3):183-191.

198. Poppitt SD, McCormacK D, Buffenstein R. Short-term effects of macronutrient preloads on appetite and energy intake in lean women. *Physiol Behav.* 1998;64(3):279-285.

199. Anderson JW, Baird P, Davis RH, et al. Health benefits of dietary fiber. *Nutr Rev.* 2009;67(4):188-205.

200. Wanders AJ, van den Borne JJGC, de Graaf C, et al. Effects of dietary fibre on subjective appetite, energy intake and body weight: a systematic review of randomized controlled trials. *Obes Rev.* 2011;12(9):724-739.

201. Müller M, Canfora EE, Blaak EE. Gastrointestinal transit time, glucose homeostasis and metabolic health: modulation by dietary fibers. *Nutrients.* 2018;10(3).

202. Lattimer JM, Haub MD. Effects of dietary fiber and its components on metabolic health. *Nutrients*. 2010;2(12):1266-1289.

203. Deutsche Gesellschaft für Ernährung. *Wie Viel Protein Brauchen Wir? DGE Veröffentlicht Neue Referenzwerte Für Protein*. Bonn; 2017.

204. Knurick JR, Johnston CS, Wherry SJ, Aguayo I. Comparison of correlates of bone mineral density in individuals adhering to lacto-ovo, vegan, or omnivore diets: a cross-sectional investigation. *Nutrients*. 2015;7(5):3416-3426.

205. Wolfe RR, Rutherfurd SM, Kim IY, Moughan PJ. Protein quality as determined by the Digestible Indispensable Amino Acid Score: evaluation of factors underlying the calculation. *Nutr Rev*. 2016;74(9):584-599.

206. Millward JD, Layman DK, Tomé D, Schaafsma G. Protein quality assessment: impact of expanding understanding of protein and amino acid needs for optimal health. *Am J Clin Nutr*. 2008;87(June 2008):1576-1581.

207. Lee WT, Weisell R, Albert J, Tomé D, Kurpad A V, Uauy R. Research approaches and methods for evaluating the protein quality of human foods proposed by an FAO expert working group in 2014. *J Nutr*. 2016;146(5):929-932.

208. Marinangeli CPF, House JD. Potential impact of the digestible indispensable amino acid score as a measure of protein quality on dietary regulations and health. *Nutr Rev*. 2017;75(January):658-667.

209. Boye J, Wijesinha-Bettoni R, Burlingame B. Protein quality evaluation twenty years after the introduction of the protein digestibility corrected amino acid score method. *Br J Nutr*. 2012;108(S2):183-211.

210. Khattab RY, Arntfield SD. Nutritional quality of legume seeds as affected by some physical treatments- 2: Antinutritional factors. *LWT - Food Sci Technol*. 2009;42(6):1113-1118.

211. Khattab RY, Arntfield SD, Nyachoti CM. Nutritional quality of legume seeds as affected by some physical treatments- 1: Protein quality evaluation. *LWT - Food Sci Technol.* 2009;42(6):1107-1112.

212. McDougall J. Commentary- Plant foods have a complete amino acid composition. *Circulation.* 2002;105(25):197e - 197.

213. Melina V, Craig W, Levin S. Position of the Academy of Nutrition and Dietetics: vegetarian diets. *J Acad Nutr Diet.* 2016;116(12):1970-1980.

214. De Boer J, Aiking H. On the merits of plant-based proteins for global food security: marrying macro and micro perspectives. *Ecol Econ.* 2011;70(7):1259-1265.

215. Aiking H. Future protein supply. *Trends Food Sci Technol.* 2011;22(2-3):112-120.

216. Gilani GS, Xiao CW, Cockell KA. Impact of antinutritional factors in food proteins on the digestibility of protein and the bioavailability of amino acids and on protein quality. *Br J Nutr.* 2012;108.

217. Reddy NR, Pierson MD, Sathe SK, Salunkhe DK. Dry bean tannins: a review of nutritional implications. *J Am Oil Chem Soc.* 1985;62(3):541-549.

218. Gupta YP. Anti-nutritional and toxic factors in food legumes: a review. *Plant Foods Hum Nutr.* 1987;37(3):201-228.

219. Urbano G, Aranda P, Tenorio E, et al. The role of phytic acid in legumes: antinutrient or beneficial function? *J Physiol Biochem.* 2000;56(3):283-294.

220. Muzquiz M, Varela A, Burbano C, Cuadrado C, Guillamón E, Pedrosa MM. Bioactive compounds in legumes: pronutritive and antinutritive actions. Implications for nutrition and health. *Phytochem Rev.* 2012;11(2-3):227-244.

221. Craig WJ. Phytochemicals: guardians of our health. *J Am Diet Assoc.* 1997;97(10).

222. Thondre PS. *Food-Based Ingredients to Modulate Blood Glucose*. Vol 70. 1st ed. Elsevier Inc.; 2013.

223. Dillard CJ, Bruce German J. Phytochemicals: nutraceuticals and human health. *J Sci Food Agric*. 2000;80(12):1744-1756.

224. Schlemmer U, Frølich W, Prieto RM, Grases F. Phytate in foods and significance for humans: Food sources, intake, processing, bioavailability, protective role and analysis. *Mol Nutr Food Res*. 2009;53(SUPPL. 2):330-375.

225. Singh AK, Rehal J, Kaur A, Jyot G. Enhancement of attributes of cereals by germination and fermentation: a review. *Crit Rev Food Sci Nutr*. 2013;55(11):1575-1589.

226. Singh A, Sharma S. Bioactive components and functional properties of biologically activated cereal grains: a bibliographic review. *Crit Rev Food Sci Nutr*. 2015;57(14):3051-3071.

227. Gorissen SHM, Witard OC. Characterising the muscle anabolic potential of dairy, meat and plant-based protein sources in older adults. *Proc Nutr Soc*. 2018;77(1):20-31.

228. Food and Agriculture Organization of the United Nations. *Amino-Acid Content of Foods and Biological Data on Proteins*. Rome; 1981.

229. Demling RH, DeSanti L. Effect of a hypocaloric diet, increased protein intake and resistance training on lean mass gains and fat mass loss in overweight police officers. *Ann Nutr Metab*. 2000;44(1):21-29.

230. Fiatarone Singh MA. Combined exercise and dietary intervention to optimize body composition in aging. *Ann N Y Acad Sci*. 1998;854:378-393.

231. Hall KD, Bemis T, Brychta R, et al. Calorie for calorie, dietary fat restriction results in more body fat loss than carbohydrate restriction in people with obesity. *Cell Metab*. 2015;22(3):427-436.

232. Longland TM, Oikawa SY, Mitchell CJ, Devries MC, Phillips SM. Higher compared with lower dietary protein during an energy deficit combined with intense exercise promotes greater lean mass gain and fat mass loss: a randomized trial. *Am J Clin Nutr.* 2016;103:738-746.

233. Loenneke JP, Wilson JM, Manninen AH, Wray ME, Barnes JT, Pujol TJ. Quality protein intake is inversely related with abdominal fat. *Nutr Metab (Lond).* 2012;9(1):5.

234. Antonio J, Peacock CA, Ellerbroek A, Fromhoff B, Silver T. The effects of consuming a high protein diet (4.4 g/kg/d) on body composition in resistance-trained individuals. *J Int Soc Sports Nutr.* 2014;11(1):1-6.

235. Lejeune MPGM, Westerterp KR, Adam TCM, Luscombe-Marsh ND, Westerterp-Plantenga MS. Ghrelin and glucagon-like peptide 1 concentrations, 24-h satiety, and energy and substrate metabolism during a high-protein diet and measured in a respiration chamber. *Am J Clin Nutr.* 2006;83(1):89-94.

236. Pesta DH, Samuel VT. A high-protein diet for reducing body fat: mechanisms and possible caveats. *Nutr Metab.* 2014;11(1):1-8.

237. Sedlackova D, Kopeckova J, Papezova H, et al. Comparison of a high-carbohydrate and high-protein breakfast effect on plasma ghrelin, obestatin, NPY and PYY levels in women with anorexia and bulimia nervosa. *Nutr Metab.* 2012;9(52):1-9.

238. Arciero PJ, Ormsbee MJ, Gentile CL, Nindl BC, Brestoff JR, Ruby M. Increased protein intake and meal frequency reduces abdominal fat during energy balance and energy deficit. *Obesity.* 2013;21(7):1357-1366.

239. Claesson AL, Holm G, Ernersson Å, Lindström T, Nystrom FH. Two weeks of overfeeding with candy, but not peanuts, increases insulin levels and body weight. *Scand J Clin Lab Invest.* 2009;69(5):598-605.

240. Bray GA, Smith SR, de Jonge L, et al. Effect of dietary protein content on weight gain, energy expenditure, and body composition during overeating: a randomized controlled trial. *J Am Med Assoc.* 2012;307(1):47-55.

241. Gardner CD, Trepanowski JF, Gobbo LCD, et al. Effect of low-fat vs low-carbohydrate diet on 12-month weight loss in overweight adults and the association with genotype pattern or insulin secretion. The DIETFITS randomized clinical trial. *JAMA - J Am Med Assoc.* 2018;319(7):667-679.

242. Phillips SM. A brief review of higher dietary protein diets in weight loss: a focus on athletes. *Sport Med.* 2014;44:149-153.

243. Bowen J, Noakes M, Clifton PM. Appetite regulatory hormone responses to various dietary proteins differ by body mass index status despite similar reductions in ad libitum energy intake. *J Clin Endocrinol Metab.* 2006;91(8):2913-2919.

244. Drewnowski A. Concept of a nutritious food: toward a nutrient density score. *Am J Clin Nutr.* 2005;82:721-732.

245. Kant AK. Consumption of energy-dense, nutrient-poor foods by adult Americans: nutritional and health implications. The third National Health and Nutrition Examination Survey, 1988–1994. *Am J Clin Nutr.* 2000;72:929-936.

246. Cava E, Yeat NC, Mittendorfer B. Preserving healthy muscle during weight loss. *Adv Nutr.* 2017;8(3):511-519.

247. Helms ER, Zinn C, Rowlands DS, Brown SR. A systematic review of dietary protein during caloric restriction in resistance trained lean athletes: a case for higher intakes. *Int J Sport Nutr Exerc Metab.* 2014;24(November):127-138.

248. Trombetti A, Reid KF, Hars M, et al. Age-associated declines in muscle mass, strength, power, and physical performance: impact on fear of falling and quality of life. *Osteoporos Int.* 2016;27(2):463-471.

249. McGregor RA, Cameron-Smith D, Poppitt SD. It is not just muscle mass: a review of muscle quality, composition and metabolism during ageing as determinants of muscle function and mobility in later life. *Longev Heal.* 2014;3(1):1-8.

250. Bouchard C, Tremblay A, Després J-P, et al. The response to long-term overfeeding in identical twins. *N Engl J Med.* 1990;322(21):1561-1566.

251. Norgan NG, Durnin JVGA. The effect of 6 weeks of overfeeding on the body weight, body composition, and energy metabolism of young men. *Am J Clin Nutr*. 1980;33(5):978-988.

252. Siervo M, Frühbeck G, Dixon A, et al. Efficiency of autoregulatory homeostatic responses to imposed caloric excess in lean men. *Am J Physiol Metab*. 2008;294(2):E416-E424.

253. Antonio J, Ellerbroek A, Silver T, Vargas L, Peacock C. The effects of a high protein diet on indices of health and body composition - a crossover trial in resistance-trained men. *J Int Soc Sports Nutr*. 2016;13(1):1-7.

254. Jäger R, Kerksick CM, Campbell BI, et al. International Society of Sports Nutrition position stand: protein and exercise. *J Int Soc Sports Nutr*. 2017;14(1):1-25.

255. Aragon AA, Schoenfeld BJ. Nutrient timing revisited: is there a post-exercise anabolic window? *J Int Soc Sports Nutr*. 2013;10.

256. Snijders T, Res PT, Smeets JSJ, et al. Protein ingestion before sleep increases muscle mass and strength gains during prolonged resistance-type exercise training in healthy young men. *J Nutr*. 2015;145(6):1178-1184.

257. Li L, Pegg RB, Eitenmiller RR, Chun JY, Kerrihard AL. Selected nutrient analyses of fresh, fresh-stored, and frozen fruits and vegetables. *J Food Compos Anal*. 2017;59(2017):8-17.

258. Choe E, Min DB. Mechanisms and factors for edible oil oxidation. *Compr Rev Food Sci Food Saf*. 2006;5(4):169-186.

259. Köckritz A, Martin A. Oxidation of unsaturated fatty acid derivatives and vegetable oils. *Eur J Lipid Sci Technol*. 2008;110(9):812-824.

260. Perumalla Venkata R, Subramanyam R. Evaluation of the deleterious health effects of consumption of repeatedly heated vegetable oil. *Toxicol Reports*. 2016;3:636-643.

261. Şanlier N, Gökcen BB, Sezgin AC. Health benefits of fermented foods. *Crit Rev Food Sci Nutr*. 2017;59(3):506-527.

262. Suez J, Korem T, Zilberman-Schapira G, Segal E, Elinav E. Non-caloric artificial sweeteners and the microbiome: Findings and challenges. *Gut Microbes*. 2015;6(2):149-155. doi:10.1080/19490976.2015.1017700

263. Brühl L. Fatty acid alterations in oils and fats during heating and frying. *Eur J Lipid Sci Technol*. 2014;116(6):707-715. doi:10.1002/ejlt.201300273

264. Yang Q, Zhang Z, Gregg EW, Flanders WD, Merritt R, Hu FB. Added sugar intake and cardiovascular diseases mortality among us adults. *JAMA Intern Med*. 2014;174(4):516-524.

265. Holder MK, Peters N V., Whylings J, et al. Dietary emulsifiers consumption alters anxiety-like and social-related behaviors in mice in a sex-dependent manner. *Sci Rep*. 2019;9(1):1-14.

266. Suez J, Korem T, Zeevi D, et al. Artificial sweeteners induce glucose intolerance by altering the gut microbiota. *Nature*. 2014;514(7521):181-186.

267. Bauer J, Biolo G, Cederholm T, et al. Evidence-based recommendations for optimal dietary protein intake in older people: a position paper from the Prot-Age study group. *J Am Med Dir Assoc*. 2013;14(8):542-559.

268. European Food Safety Authority. *Scientific Opinion on Dietary Reference Values for Protein*. Vol 10.; 2012.

269. Trumbo P, Schlicker S, Yates AA, Poos M. Dietary reference intakes for energy, carbohydrate, fiber, fat, fatty acids, cholesterol, protein and amino acids. *J Am Diet Assoc*. 2002;102(11).

270. Cummings DE, Overduin J. Gastrointestinal regulation of food intake. *J Clin Invest*. 2007;117(1):13-23. doi:CI30227.example

271. Meinert Larsen T, Dalskov S-M, Van Baak M, et al. Diets with high or low protein content and glycemic index for weight-loss maintenance. *N Engl J Med*. 2010;363(22):2102-2113.

272. McMillan-Price J, Brand-Miller J. Low-glycaemic index diets and body weight regulation. *Int J Obes*. 2006;30:S40-S46.

273. Pan A, Hu FB. Effects of carbohydrates on satiety: differences between liquid and solid food. *Curr Opin Clin Nutr Metab Care.* 2011;14(4):385-390.

274. Krop EM, Hetherington MM, Nekitsing C, Miquel S, Postelnicu L, Sarkar A. Influence of oral processing on appetite and food intake- a systematic review and meta-analysis. *Appetite.* 2018;125:253-269. doi:10.1016/j.appet.2018.01.018

275. Soltanian N, Janghorbani M. A randomized trial of the effects of flaxseed to manage constipation, weight, glycemia, and lipids in constipated patients with type 2 diabetes. *Nutr Metab.* 2018;15(1):1-9.

276. Kleist B, Wahrburg U, Stehle P, et al. Moderate walking enhances the effects of an energy-restricted diet on fat mass loss and serum insulin in overweight and obese adults in a 12-week randomized controlled trial. *J Nutr.* 2017;147(10):1875-1884.

277. Lee IM, Buchner DM. The importance of walking to public health. *Med Sci Sports Exerc.* 2008;40:512-518.

278. Manson JE, Hu FB, Rich-Edwards JW, et al. A prospective study of walking as compared with vigorous exercise in the prevention of coronary heart disease in women. *N Engl J Med.* 1999;20(1):66.

279. Tukker A, Jansen B. Environmental impacts of a detailed review of studies. *J Ind Ecol.* 2006;10(3).

280. Hübner F, Arendt EK. Germination of cereal grains as a way to improve the nutritional value: a review. *Crit Rev Food Sci Nutr.* 2013;53(8):853-861.

281. Nkhata SG, Ayua E, Kamau EH, Shingiro JB. Fermentation and germination improve nutritional value of cereals and legumes through activation of endogenous enzymes. *Food Sci Nutr.* 2018;6(8):2446-2458.

282. Agnoli C, Baroni L, Bertini I, et al. Position paper on vegetarian diets from the working group of the Italian Society of Human Nutrition. *Nutr Metab Cardiovasc Dis.* 2017;27(12):1037-1052.

283. Severi S, Bedogni G, Manzieri AM, Poli M, Battistini N. Effects of cooking and storage methods on the micronutrient content of foods. *Eur J Cancer Prev*. 1997;6(SUPPL. 1):521-524.

Über den Autor

Immer mehr Menschen wollen aus Gründen der Ethik, der Gesundheit oder der Umwelt eine pflanzliche Ernährung leben. Doch es gibt viele Hindernisse auf dem Weg zu einer pflanzlichen Lebensweise. Ich habe mir das Lebensziel gesetzt, anderen Orientierung und Durchblick zu geben, auf dem oft vernebelten und verschleierten Weg, zu einer pflanzlichen Lebensweise.

Meine Promotion in Pflanzenzüchtung, Genetik und Molekularbiologie gibt mir das fachliche Know-How. Die Arbeit in der Nutzpflanzenforschung und im Forschungsbetrieb verleihen mir Erfahrung mit der angewandten Wissenschaft. Diese Tätigkeit hilft mir, die vielen Informationen in das richtige Licht zu rücken.

Als Autor von wissenschaftlichen Publikationen in peer-reviewed Fachzeitschriften habe ich eine gute Vorstellung davon, was es heißt, Wissenschaft zu machen und zu veröffentlichen. Dementsprechend kann ich die Erkenntnisse aus der Wissenschaft der Ernährung sehr gut für dich in nützliche Einzelteile zerlegen und Unnützes aussortieren.

Besuche meine Website und meinen Blog hier:

https://www.mindfulplate.de/blog/

Rechtliches und Impressum

Sebastian Steinemann
c/o AutorenServices.de
Birkenallee 24
36037 Fulda

Medizinischer Disclaimer

Der Inhalt des Buches dient ausschließlich der neutralen Information und Weiterbildung. Inhalte stellen keinen Ersatz für einen ärztlichen Rat oder eine medizinische Behandlung dar.

Alle Aussagen und Darstellungen in diesem Buch wurden nach bestem Wissen und Gewissen recherchiert und für einen ganzheitlichen Überblick selektiert. Obwohl die Inhalte mit großer Sorgfalt erstellt wurden, erhebt der dargebotene Text weder einen Anspruch auf Vollständigkeit, noch kann die Aktualität, Richtigkeit und Ausgewogenheit der dargebotenen Information garantiert werden. Darum kann dafür keine Gewährleistung übernommen werden.

Printed in Poland
by Amazon Fulfillment
Poland Sp. z o.o., Wrocław

54494217R00101